W0232487

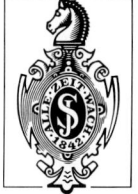

Maximilian Hautmann

Atlas der Vagino- und Hysterosonographie

Unter Mitarbeit von H. Becker und H. Hötzinger

Mit 139 Abbildungen

Springer-Verlag Berlin Heidelberg New York
London Paris Tokyo Hong Kong

Dr. med. Maximilian Hautmann

Prof. Dr. Hermann Becker

Städtisches Krankenhaus Passau
Bischof-Pilgrim-Straße 1
D-8390 Passau

Priv.-Doz. Dr. Harald Hötzinger

Leitender Arzt der Abteilung Kernspintomographie
Marienhospital I, Ruhr-Universität Bochum
Am Völkeskampring 30
D-4690 Herne

ISBN 3-540-51001-X Springer-Verlag Berlin Heidelberg New York
ISBN 0-387-51001-X Springer-Verlag New York Berlin Heidelberg

CIP-Titelaufnahme der Deutschen Bibliothek
Hautmann, Maximilian: Atlas der Vagino- und Hysterosonographie / M. Hautmann. Unter
Mitarb. von H. Becker u. H. Hötzinger. –
Berlin ; Heidelberg ; New York ; London ; Paris ; Tokyo ; Hong Kong : Springer, 1990
    ISBN 3-540-51001-X (Berlin . . .)
    ISBN 0-387-51001-X (New York . . .)

Gesamtherstellung: Konrad Triltsch, Würzburg
2121/3130-543210 – Gedruckt auf säurefreiem Papier

Geleitwort

Die Ultraschalldiagnostik hat vor allem im letzten Jahrzehnt eine ungeahnte Entwicklung genommen. Sie ging von der Radiologie, der Inneren Medizin und – speziell im Bereich der weiblichen Genitale – von der Gynäkologie aus.

Mit Einführung der Computertomographie, etwa um das Jahr 1974 und der Kernspintomographie 1984, stand die Ultraschalldiagnostik – völlig zu Unrecht – teilweise etwas im Schatten dieser zunächst spektakulären Untersuchungsmethoden. Die rasche technische Entwicklung, insbesondere die gute Bildqualität sowie die fehlende Zellschädigung, haben die Ultraschallmethode im Konzert der gesamten bildgebenden Methoden unbestritten zum ersten Untersuchungsverfahren gemacht.

In der Gynäkologie stand die perkutane Sonographie im Vordergrund. Dabei zeigten sich jedoch viele Nachteile, wie etwa vorgelagerte Darmschlingen, eine Adipositas oder eine ungünstige Organlage, die die Untersuchung erschwerten.

Es lag auf der Hand, daß man nach Verfahren suchte, um durch intrakavitäre Einführung des Schallkopfes diese Nachteile zu vermeiden.

Im vorliegenden Werk wird nach einem kurzen Überblick über die technischen Voraussetzungen anhand der Vagino- und Hysterosonographie auf die derzeitigen Anwendungsmöglichkeiten der Endosonographie in der Gynäkologie und Geburtshilfe ausführlich eingegangen.

Die präoperative Darstellung des Uterus, insbesondere beim Zervix- und Endometriumkarzinom, steht heute mehr und mehr im Vordergrund. Vor allem die Hysterosonographie erlaubt die Beurteilung der Parametrieninfiltration beim Zervixkarzinom sowie die myometrale Infiltration beim Endometriumkarzinom.

Das Ovarialkarzinom ist zweifellos gerade hinsichtlich der Frühdiagnose ein großes Problem. Über 70% der Frauen kommen inoperabel in die Hand des Klinikers. Auch hier zeigen die Verfasser, daß mit der Vaginosonographie neue Möglichkeiten der Diagnostik bestehen. Dies gilt vor allem auch für Rezidive gynäkologischer Tumoren im kleinen Becken.

Besonders hervorzuheben ist, daß die Verfasser die Entwicklung der Hysterosonographie maßgeblich beeinflußt haben und damit ihren routinemäßigen Einsatz ermöglichen.

Das Buch ist brilliant geschrieben, es zeigt ein ausgesuchtes und sehr informatives Bildmaterial.

Passau, Sommer 1989   Prof. Dr. med. ALFRED BREIT
                                       Ärztl. Direktor der
                                       Radiologischen Abteilung,
                                       Städtisches Krankenhaus Passau

Vorwort

Diagnostik und Therapie sind die beiden Grundpfeiler jedes ärztlichen Handelns. Beide unterliegen einem stetigen Wandel durch das Streben nach neuen Erkenntnissen und durch den technischen Fortschritt. Insbesondere die bildgebenden Verfahren haben eine enorme Weiterentwicklung erfahren, die auch in der Sonographie nachvollzogen werden kann.

Während die perkutane Ultraschalluntersuchung heute zum täglichen „Handwerkszeug" des Frauenarztes gehört, ist die Endosonographie noch längst keine Routineuntersuchung in Praxis und Klinik geworden.

Das vorliegende Buch sollte mit dazu beitragen, die Vaginosonographie und die Hysterosonographie mit ihren neuen diagnostischen und therapeutischen Möglichkeiten einem größeren Interessentenkreis zuzuführen und dadurch die Vorzüge dieser Untersuchungsmethoden einer Vielzahl von Patientinnen zukommen zu lassen. Eine perfekte, die Patientin nicht belastende Diagnostik sowie eine optimale Therapie der Erkrankung sollte unser Ziel sein. Die Endosonographie kann dazu sicherlich ihren Beitrag in der Gynäkologie und Geburtshilfe leisten.

Ein besonderer Dank gilt Frau Guppenberger und Frau Baumann für die Schreibarbeiten sowie Herrn Kainberger für die photographischen Arbeiten zur Herstellung des Buches.

Passau, Sommer 1989 MAXIMILIAN HAUTMANN

Inhaltsverzeichnis

Einleitung

Historischer Rückblick zur Entwicklung der Sonographie

Die Medizin ist nur ein Teilgebiet der vielfältigen Anwendungsbereiche des Ultraschalls. Besonders in der Technik und den Naturwissenschaften hat dieses Untersuchungsverfahren weitreichende Verbreitung gefunden. Bereits während des 1. Weltkriegs versuchten Chilowsky und Langevin (1916) mit Hilfe eines piezoelektrischen Ultraschallgebers eine Ortung von Unterseebooten.

In der medizinischen Diagnostik wurde in den Jahren 1940–1942 von Dussik, Wedekind und Gohr erstmals Ultraschall als Durchschallungsverfahren angewandt. Reflektierender Ultraschall, als Impuls-Echo-Verfahren bezeichnet, wurde 1950 von Ludwig u. Struthers zur Lokalisation von Konkrementen in der Gallenblase eingesetzt.

Donald et al. führten 1958 die Sonographie als bildgebendes Verfahren in der Medizin ein. Damit war die erste Voraussetzung für die nun einsetzende rasche Verbreitung der Methode gegeben.

Aber erst das Fortschreiten der neuen Technologien in den 60er und 70er Jahren, insbesondere die Computertechnik, die Elektrotechnik und die Elektronik erlaubte die Herstellung von Untersuchungsgeräten, die den Anforderungen (gutes Auflösungsvermögen, praktikable Applikation, genügende Eindringtiefe ins Gewebe) in der Medizin Genüge leisteten. Insbesondere seit Einführung des Grayscale-Verfahrens eroberte sich die Sonographie viele Bereiche der medizinischen Diagnostik. Als Ende der 70er Jahre die Sonographie als Screeningmethode in die Mutterschaftsvorsorge eingeführt wurde, gehörte sie zum festen Bestandteil der geburtshilflichen Diagnostik des Frauenarztes. Heute ist sie aus der täglichen Routine des Gynäkologen nicht mehr wegdenkbar.

Von der Sonographie zur Endosonographie

Ultraschallverfahren haben seit ihrer Einführung in die Medizin eine stürmische Entwicklung durchlaufen. Die zunehmende Verbesserung der technischen Möglichkeiten, insbesondere der Real-time-Sonographie hat die Anwendungsmöglichkeiten in breitem Maße erweitert. Von der orientierenden Untersuchung ist die Sonographie zum Verfahren der Wahl bei speziellen Fragestellungen an einem bestimmten Organ geworden. Dies erforderte die Entwicklung organbezogener Scannertypen. Die Endosonographie stellt die konsequente Weiterentwicklung dieses Grundgedankens dar.

Unter Endosonographie versteht man sonographische Untersuchungsverfahren, bei denen ein Schallkopf über natürliche oder artifizielle Körperöffnungen möglichst nahe an das zu untersuchende Organ gebracht wird. Erste Versuche erfolgten 1957 mit der sonographischen Untersuchung des Rektums (Wild u. Reid 1957).

1967 gelang die transrektale sonographische Darstellung der Prostata. Später erfolgte die Kombination der Endoskopiegeräte mit Ultraschallsonden (endoskopische Sonographie) zunächst im A-Bild- (Lutz u. Rösch 1976), dann im B-Bild-Verfahren (Di Magno et al. 1980; Strohm et al. 1980).

1966 versuchte Micsky transvesikal das weibliche Becken sonographisch zu untersuchen.

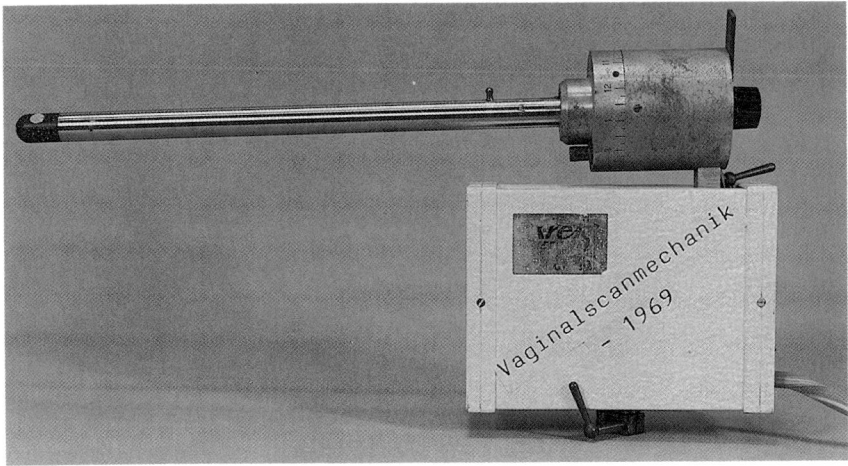

Abb. 1
Von Kratochwil eingesetzter Vaginalscanner. Der Transducer war bei gleichbleibender Mechanik austauschbar und somit als Transrektal- bzw. Intravaginalscanner einsetzbar

1969 berichtete Kratochwil über eine transvaginale Ultraschalluntersuchung (Abb. 1). Damals waren jedoch die technischen Voraussetzungen so unzulänglich, daß große Probleme in der Beurteilung der Bilder auftraten. Erst im Laufe der letzten Jahre wurden spezielle, nach vorn abstrahlende Sonden sowie verbesserte Ultraschallgeräte (Einführung der Grauwerttechnik und das Real-time-Verfahrens) entwickelt, so daß die Vaginosonographie heute als echte Bereicherung in der geburtshilflichen und gynäkologischen Diagnostik angesehen werden kann.

Die *Terminologie* endosonographischer Verfahren wird aus der Endoskopie abgeleitet. Namensgebend ist der Zugangsweg.

Man spricht von:

		Abkürzungen
Vagino-		VS
Rekto-		RS
Zysto-		CS
Hystero-	sonographie	HS
Ösophago-		OS
Gastro-		GS

Zur Endosonographie wird außerdem die intraoperative Sonographie (IOS) gerechnet.

Prinzipielle Überlegungen zur Endosonographie

Ultraschalluntersuchungen von der Körperoberfläche her sind in ihrer Aussagekraft hauptsächlich durch 2 Faktoren limitiert:

1. Der zum Teil nicht unbeträchtliche Abstand zwischen Schallkopf und zu unter-
   suchendem Organ erfordert die Anwendung relativ niedriger Frequenzen, wodurch zwar hohe Eindringtiefen erreicht werden, was jedoch auf Kosten des
   Auflösungsvermögens geht.
2. Die Qualität und Aussagekraft der Untersuchung kann durch störende Überla-
   gerungen (z. B. Darm, Fett) erheblich gemindert werden.

Um diese Schwierigkeiten zu umgehen, bietet es sich an, den Schallkopf möglichst
nahe an das zu untersuchende Objekt zu bringen, einerseits um so möglichst wenig
störendes Gewebe zwischen Schallkopf und Zielorgan zu haben, andererseits um
aufgrund der geringen Distanz hohe Frequenzen mit entsprechend guter Auflösung benutzen zu können.

Das Heranbringen des Schallkopfs an das zu untersuchende Organ kann bei
natürlichen Körperöffnungen wie Vagina und Rektum relativ einfach sein; bei
Organen wie Uterus, Blase, Magen wird das Verfahren zunehmend invasiv. Die
intraoperative Sonographie (IOS) ist nur im Rahmen einer Laparotomie möglich.
    Die Vorteile der Endosonographie (höhere Auflösung, überlagerungsfreie Dar-
stellung) werden somit durch zunehmende Invasivität des Verfahrens erkauft.

Die Invasivität steigt in folgender Reihenfolge:

    RS < VS < CS < HS < IOS.

Mit zunehmender Invasivität muß deshalb auch die Indikation strenger gestellt
werden.
    Bei der VS und RS wird sie aufgrund des minimalen Invasivitätsgrades großzü-
gig, bei der CS und HS entsprechend zurückhaltend gestellt.

Entwicklungsziel des Vaginalscanners:
Die Sonographie des kleinen Beckens

Obwohl gerade für die Gynäkologie und Geburtshilfe die Sonographie des kleinen
Beckens eine wichtige und hilfreiche Untersuchungsmethode ist, konnte sie bis vor
kurzem nicht zu einer Routinemethode entwickelt werden.

Die Nachteile der transabdominalen Untersuchungstechnik wie

- vorgelagerte störende Darmschlingen,
- ungünstige Organlage (z. B. Retroflexio uteri),
- volle Harnblase (sog. Full-bladder-Technik),
- niedrige Frequenzen, um die nötige Eindringtiefe zu erreichen,

sollten durch einen in die Scheide eingeführten Schallkopf vermieden werden.

Prinzipiell bietet sich für die Untersuchung des kleinen Beckens der Frau die transvaginale Sonographie an.

Schon früh wurden hierzu manuell rotierte, radial abstrahlende Schallköpfe eingesetzt. Bei den modernen Real-time-Scannern können radial abstrahlende rotierende Sektorscanner oder auch manuell rotierte Linearscanner verwendet werden. All diese Systeme haben jedoch den Nachteil, daß die darzustellenden Organe und Strukturen nicht vollständig erfaßt werden können. Der Grund dafür ist die Schnittebenenrichtung, die wegen der anatomischen Gegebenheiten nicht genügend variiert werden kann. Erst mit der Entwicklung der Panoramascanner waren die technischen Voraussetzungen gegeben (frontale Abstrahlung, großer Bildwinkel), um eine brauchbare Vaginalsonde anzubieten.

Physikalisch-technische Grundlagen

Physikalische Eigenschaften des Ultraschalls

Als Ultraschall bezeichnet man mechanische Energie in Form von Schwingungen, die sich als Longitudinal- oder Transversalwellen mit Frequenzen zwischen 16 kHz und 20 MHz ausbreiten. Die Frequenzen liegen oberhalb des menschlichen Hörbereichs. Im medizinisch-diagnostischen Bereich werden Frequenzen zwischen 1 und 10 MHz verwendet.

Longitudinalwellen sind Wellen, bei denen die Schwingungsbewegung mit der Ausbreitungsrichtung übereinstimmt. Sie entstehen hauptsächlich in Flüssigkeiten und weichem Gewebe, aber auch in festen Stoffen. Sie sind die wesentliche Ausbreitungsart des Ultraschalls, wie er in der medizinischen Diagnostik verwendet wird.

Transversalwellen treten nur in festen Stoffen, nicht dagegen in Flüssigkeiten und Gasen auf. Die Schwingungsbewegung ist senkrecht zur Ausbreitungsrichtung.

In biologischem Material breitet sich Ultraschall mit unterschiedlicher *Geschwindigkeit* aus.

Die Ausbreitungsgeschwindigkeit liegt bei fast allen biologischen Geweben um 1500 m/s, wie aus Tabelle 1 ersichtlich ist.

Tabelle 1
Ausbreitungsgeschwindigkeit c in unterschiedlichen Körpergeweben

Substanz	c [m/s]	Substanz	c [m/s]
Fett	1470	Knochen	3600
Knochenmark	1700	Wasser (20°)	1432
Muskel	1568	Luft (NN)	331
Gehirn	1530		

Die *Wellenlänge* beträgt also bei einer Fortpflanzungsgeschwindigkeit von 1500 m/s und einer Frequenz von 5 MHz (wie sie etwa bei der Vaginosonographie verwendet wird) 0,3 mm.

Beim Übergang der Wellen von einem Medium in ein anderes treten sprunghafte Änderungen von Dichte und Schallgeschwindigkeit auf, die die *Reflexion* eines Teils der auftretenden Welle bewirken. Die Unterschiede bezüglich Dichte und Schallgeschwindigkeit an der Grenzfläche zweier aufeinandertreffender Medien werden mit Hilfe des Reflexionsfaktors angegeben (Tabelle 2).

Tabelle 2
Typische Werte für den Reflexionsfaktor zwischen unterschiedlichen Geweben. (Nach Fry et al.
1978)

	Wasser	Fett	Muskel	Haut	Hirn-gewebe	Leber	Blut	Schädel-knochen	Plexi-glas
Wasser	0,0	0,047	0,02	0,029	0,007	0,035	0,007	0,57	0,35
Fett			0,067	0,076	0,054	0,049	0,047	0,61	0,39
Muskel				0,009	0,013	0,015	0,02	0,56	0,33
Haut					0,022	0,0061	0,029	0,56	0,32
Hirngewebe						0,028	0,00	0,57	0,34
Leber							0,028	0,55	0,32
Blut								0,57	0,35
Schädelknochen									0,29

In biologischen Geweben sind die Reflexionsfaktoren klein, so daß die Schallabschwächung durch Reflexion gering ist. Deshalb können in den tiefer liegenden
Geweben weitere Echos erzeugt werden. Lediglich an der Grenze Luft/Gewebe
beträgt der Reflexionsfaktor 99,9%. Deshalb muß der Schallkopf mittels Gel an
das Gewebe angekoppelt werden. Auch luftgefüllte Organe führen zu so starker
Reflexion, daß dahinter liegende Strukturen nicht untersucht werden können.

Zudem kommt es im Gewebe zu einer kontinuierlichen *Schallabschwächung*,
weshalb Echos aus tieferen Schichten verstärkt werden müssen. Um ein
gleichmäßig verstärktes Bild zu erhalten, befindet sich am Gerät ein Regler zur
Einstellung der reflektierten Echos aus dem Nah- und Fernbereich. Mit einem
weiteren Regler kann die gesamte Echointensität eingestellt werden. Erst durch
optimale Regelung der Echoverstärkung und des Tiefenausgleichs erhält man
brauchbare Bilder.

Da die Gesetze der Optik in der Sonographie volle Gültigkeit besitzen, tritt
neben Reflexion auch *Brechung* auf, wenn Ultraschall schräg auf Grenzflächen von
Medien unterschiedlicher akustischer Impedanz trifft. Die Schallwelle verhält sich
wie ein Lichtstrahl in der Optik. Deshalb ist es möglich, mit geeigneten Linsen
Ultraschall zu bündeln.

Als *Streuung* bezeichnet man eine ungerichtete diffuse Reflexion, die an rauhen
Grenzflächen auftritt. Im Gewebe wird die Schallwelle also auch nach Entzug eines
Energieanteils in verschiedene Richtungen gestreut, d. h. die Reflexion erfolgt nicht
mehr auf einer Achse. Außerdem kommt es zu einer erheblichen *Absorption* der
Schallwelle. Man versteht darunter die Umwandlung akustischer Energie in Wär-
meenergie, verursacht durch Teilchenbewegungen. Die Absorption ist abhängig
von der Frequenz, sie steigt linear mit zunehmender Frequenz an. Es werden
folglich höhere Frequenzen stärker gedämpft als niedrige.

Die *Eindringtiefe* des Ultraschalls ist begrenzt durch die Schallfrequenz und die
Schallschwächung, d. h. im wesentlichen durch die Absorption. Eine Steigerung
der Eindringtiefe kann nur über die Senkung der Frequenz oder eine Erhöhung der

Energie erfolgen. Bei hohen Frequenzen und gleichbleibender Energie nimmt also die Eindringtiefe ab. Da keine Gewebsschädigungen auftreten dürfen, ist die Höhe der Schallenergie limitiert. Die Messung der Intensität erfolgt in W/cm² bzw. mW/cm².

Ultraschallwandler

Der Sender und Empfänger der Ultraschallschwingungen wird als Wandler bezeichnet. Dabei nutzt man sog. *piezoelektrische Materialien* z. B. Quarz, Lithiumsulfat, Bariumtitanat und Bleizirkonat. Bei Anlegen einer elektrischen Wechselspannung verändern diese ihre Form und senden Ultraschallwellen aus. Beim Auftreffen von Ultraschallwellen tritt eine mechanische Verformung auf, die in eine elektrische Wechselspannung umgewandelt werden kann. Der Wandler besteht aus einer Scheibe des piezoelektrischen Materials. Die Dicke bestimmt die Frequenz. Des weiteren besteht er aus einem Dämpfungskörper, der die Eigenresonanzen abdämpft.

Die Transformationsschicht verbessert die Ankopplung an das Gewebe und verhindert damit große Übertragungsverluste (Abb. 2).

Die Qualität eines Ultraschallgeräts hängt entscheidend vom *Auflösungsvermögen* ab. Das Auflösungsvermögen ist der kleinste Abstand, den zwei akustische Grenzflächen haben müssen, um getrennt dargestellt zu werden. Dabei wird zwischen Tiefenauflösungsvermögen (= axiale Auflösung) und Seitenauflösungsvermögen (= laterale Auflösung) unterschieden.

Die *axiale Auflösung* hängt ab von der Impulsdauer und der Ultraschallfrequenz. Es wird daher mit sehr kurzen Impulsen gearbeitet, denn je kürzer der Impuls, desto besser das axiale Auflösungsvermögen. Das Tiefenauflösungsvermö-

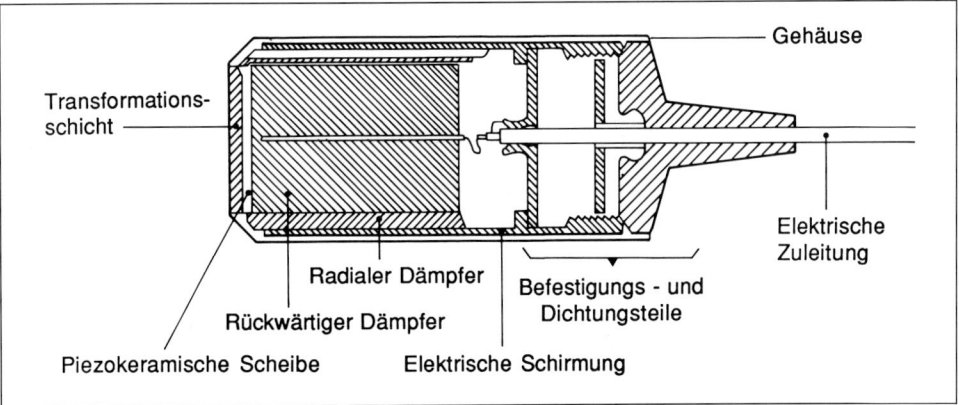

Abb. 2
Typischer Aufbau eines Wandlers

Tabelle 3
Eindringtiefe von Ultraschall im Körper mit wasserhaltigem Gewebe
in Abhängigkeit von der Pulsrepetitionsfrequenz

Pulsrepetitionsfrequenz [kHz]	Eindringtiefe bei 1500 m/s [mm]
1	750
1,5	500
2	375
2,5	300
3	250
4	188
5	150
10	75
20	37
30	25
40	19
50	15

gen wird mit höherer Frequenz zunehmend besser, leider nimmt dabei die Absorption zu und die Eindringtiefe ab (Tabelle 3). Deshalb muß immer ein Kompromiß gefunden werden.

Das *Seitenauflösungsvermögen* ist abhängig von der Breite des Schallstrahls. Bei größerem Schallkopfdurchmesser vergrößert sich das Schallbündel, und die laterale Auflösung wird schlechter. Allgemein gilt, daß die axiale Auflösung 2- bis 5mal besser ist als die laterale Auflösung.

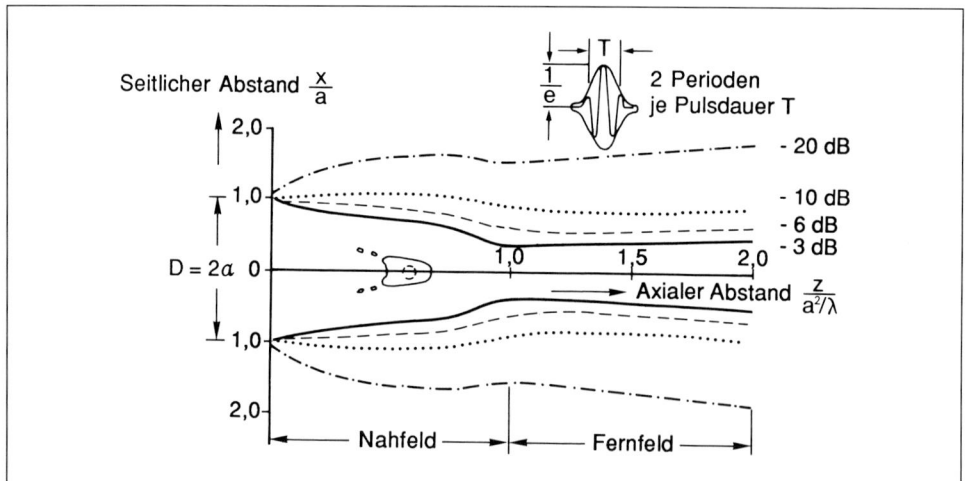

Abb. 3
Ultraschallfeld eines ebenen, kreisförmigen Wandlers vom Radius a

Das Schallbündel kann in ein Nahfeld N, den Fokus und in ein Fernfeld unterteilt werden (Abb. 3). Der Durchmesser des Nahfelds entspricht dem Durchmesser D des Schwingers. Die Länge berechnet sich nach folgender Formel:

$$N = 0,25 \cdot \frac{D^2}{\lambda}$$

Die Nahfeldzone ist also um so länger, je größer der Schwingerdurchmesser ist.

Unmittelbar an das Nahfeld schließt sich der Fokus an. Es folgt das divergente Fernfeld. Die Divergenz wird um so kleiner, je größer das Verhältnis $\frac{D}{\lambda}$ wird.

Um eine gute Schallstrahlbündelung und eine hohe Auflösung zu erreichen, werden die Schallköpfe fokussiert. Dies ist möglich durch akustische Vorsatzlinsen oder sphärisch gekrümmte Schwinger.

Gerätetypen

Außer den in Deutschland kaum noch in Gebrauch befindlichen Compoundscan-
nern, die ein statisches Bild mit sehr gutem Auflösungsvermögen erzeugen, gibt es
heute vornehmlich Real-time-Geräte, die eine Beobachtung bewegter Vorgänge
durch mechanische oder elektronisch gesteuerte Abtastung erlauben. Die empfan-
genen Echos werden in einen digitalen Bildspeicher mit bis zu 128 Grauwertab-
stufungen eingegeben und von dort auf einem Fernsehmonitor sichtbar gemacht
(Abb. 4).

Die Real-time-Geräte unterteilen sich in
– mechanische Sektorscanner,
– Linear-array-Scanner,
– Annular-array-Scanner.

Außer dem mechanischen Sektorscanner sind alle anderen Typen Multielement-
geräte. Der Schallschwinger besteht aus vielen kleinen Einzelelementen, die elek-

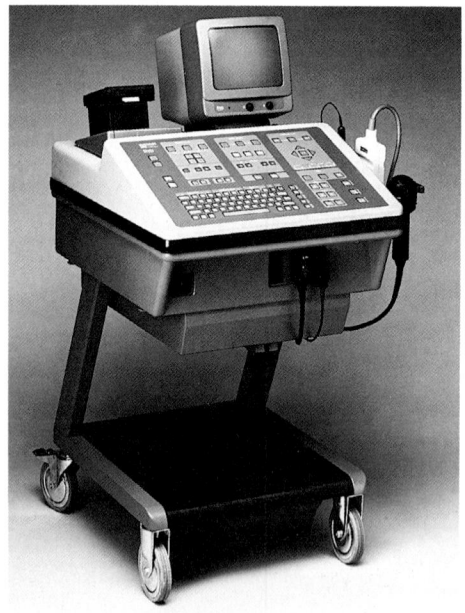

Abb. 4
Combison 310 Real-time-Scanner der Fa. Kretz-Technik

tronisch als großer Schwinger zusammengefaßt werden. Dadurch wird eine bessere Fokussierung erreicht.

In der Endosonographie kommen mechanische bzw. elektronische Sektorscanner und Linearscanner zum Einsatz.

Mechanische Sektorscanner

Hier unterscheidet man zwischen rotierenden und oszillierenden Systemen. Letztere werden auch Wobbler oder End-fire-Scanner genannt. Die Schallabstrahlung erfolgt nach vorn. Sektorwinkel bis ca. 110° können realisiert werden.

Rotierende Systeme arbeiten mit einem oder mehreren Schallköpfen. Schallköpfe, die um die Längsachse des Scanners rotieren, liefern Bilder mit einem Winkel bis zu 360°, also radiale Scans.

Anwendung: Zystosonographie, Rektosonographie, Hysterosonographie.

Eine besondere Art des rotierenden Sectorscanners ist der Panoramascanner. Hier liegt die Schallkopfrotationsachse senkrecht zur Scannerlängsachse. Dieses System erlaubt Sektorwinkel bis 240°. Der Vorteil des großen Winkels und der frontalen Abstrahlung wird in der Vaginalsonographie ausgenutzt und ermöglicht eine hervorragende Orientierung im kleinen Becken.

Eine optimale Ausnutzung der Vorteile des rotierenden und des oszillierenden Systems bietet der sogenannte Multi-plane-Scanner. Beide Systeme sind hier in einem Scanner realisiert worden und können je nach Anwendungserfordernis aktiviert werden. Zusätzlich ermöglicht dieser Scanner die Verwendung von verschiedenen Frequenzen und Fokusbereichen.

Elektronische Sektorscanner

Hier unterscheidet man zwischen Phased-array- und Curved-array-Systemen. Eine Einschränkung in der Vaginosonographie muß jedoch durch den systembedingten kleinen Abstrahlwinkel (ca. 100°) hingenommen werden, dies erschwert die Orientierung im kleinen Becken.

Linearscanner

Linearscanner, die senkrecht zur Längsachse des Scanners axial abstrahlen, erfordern eine lange, flache Kontaktfläche und die manuelle Rotation um die Längsachse, um verschiedene Schnittbilder des jeweiligen Organs zu erhalten.

Anwendung: Rektosonographie.

Computergesteuerte Sonographen

Mit Hilfe von Computern lassen sich nicht nur die Wandlerkristalle steuern, sondern auch die Signale auswerten, die digitale Bildverarbeitung sowie die digitale
Bildspeicherung durchführen. Dabei werden sämtliche Funktionsabläufe zwischen
den einzelnen Geräteteilen von der Datenaufnahme bis zur Wiedergabe am Moni-
tor bzw. Dokumentation kontrolliert und gesteuert. Die komplexen Zusammen-
hänge verdeutlicht Abb. 5.

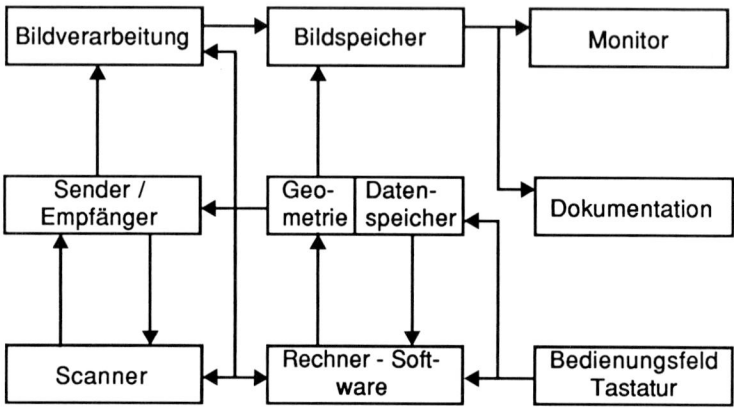

Abb. 5
Blockschaltbild eines Computersonographen

Biologische Wirkungen des Ultraschalls

Die Sonographie findet als nichtinvasive Methode breite Anwendung am Patienten. Sie ist einfach und schnell durchführbar und liefert dem Arzt wichtige Informationen in der Diagnostik. Dabei stellt sich immer wieder die Frage, wie gefährlich bzw. ungefährlich die Untersuchung ist und welche Wirkungen auf biologisches Material ausgehen.

Zahlreiche Veröffentlichungen befassen sich mit dieser Thematik. Bis heute konnte jedoch im Gegensatz zu bildgebenden Verfahren in der Röntgendiagnostik keine schädigende Wirkung nachgewiesen werden, wenn die Empfehlungen des AIUM (American Institute of Ultrasound in Medicine) als Voraussetzung eingehalten wurden. Die nach dem Impuls-Echo-Verfahren arbeitenden Geräte sollen eine maximal abstrahlende Energie von 20 mW/cm² nicht überschreiten. Die Durchschnittswerte liegen heute bei 2–10 mW/cm². Da im medizinisch-diagnostischen Bereich mit Schallimpulsen von 1–2 µs Dauer und einer Wiederholfrequenz von ca. 1000 Impulsen pro Sekunde gearbeitet wird, ist lediglich ein effektiver Zeitfaktor von 0,1–0,2% der Untersuchungszeit für die Schalleinstrahlung zu berücksichtigen. Außerdem wird die effektive Expositionszeit eines Gewebeareals durch die bei der Untersuchung durchgeführte Schallkopfbewegung weiter reduziert. Der mögliche Schädigungsbereich ist jenseits einer Linie, die einer Intensität von 100 mW/cm² bzw. einer Energiedichte von 50 Ws/cm² entspricht (Abb. 6).

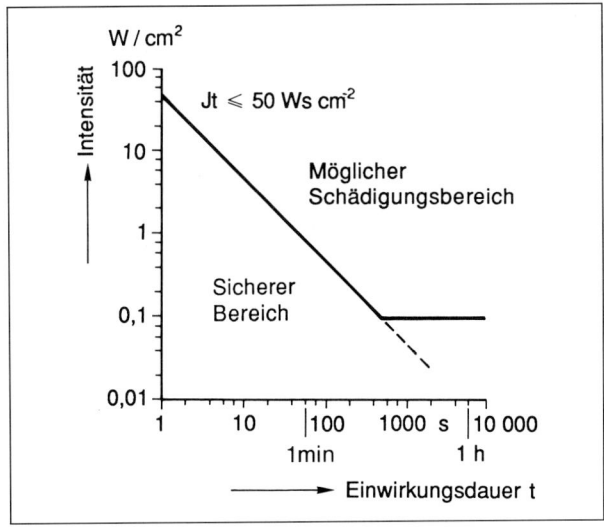

Abb. 6
Mögliche Schädigungsgrenze für diagnostisch angewendeten Ultraschall. (Nach Braun et al. 1983)

Wärmewirkung

Da sich Ultraschall in Form von Longitudinalwellen als mechanische Energie im Körper ausbreitet, kommt es zu Schwingungen von Gewebeteilchen, wobei ein Teil der Bewegungsenergie infolge innerer Reibung in Wärme umgewandelt wird. Ob dabei eine schädigende Wärmeentwicklung auftritt, hängt von vielerlei Faktoren ab, wie z. B. der Intensität, der Frequenz, der Gewebsart und dem Wärmetransport. Im allgemeinen führt die im medizinisch-diagnostischen Bereich verwendete Intensität zu keiner wesentlichen Temperaturerhöhung.

Kavitation/Pseudokavitation

Man versteht unter Kavitation die Bildung von Hohlräumen in Flüssigkeiten durch Unterdruck besonders bei höheren Intensitäten. In biologischem Material spricht man von Pseudokavitation, der Bildung kleiner gashaltiger Blasen. Bei mit Impulsschall arbeitenden Geräten, wie sie für diagnostische Zwecke verwendet werden, reicht die Impulsdauer nicht aus, um eine Bläschenbildung zu bewirken.

Teilchenbeschleunigung

Die Teilchen erfahren hohe Beschleunigungswerte, wobei es bei größeren Intensitäten zu Schädigungen des Gewebes aufgrund von Schwerkräften kommen kann.

Teratogene Wirkung

Darunter versteht man Wirkungen, die das in Entwicklung bzw. Differenzierung befindliche embryonale Gewebe so stark schädigen, daß es zur Mißbildung, im Extremfall zum Absterben der Frucht kommt. In einer Vielzahl von Experimenten (Holländer 1972) wurde der therapeutisch und diagnostisch angewandte Ultraschall auf teratogene Schädigungen sowohl im Tierexperiment als auch beim Menschen untersucht. Zusammenfassend läßt sich sagen, daß diagnostischer Ultraschall in der derzeit angewandten Form keine teratogenen Schäden verursacht bzw. das teratogene Risiko nicht erhöht.

Mutagene Wirkung

Unter Mutationen versteht man erbliche Veränderungen im Chromosom. Umfangreiche Berichte zeigten bei postpartal untersuchten Kindern, die intrauterin beschallt wurden (Abdulla et al. 1971; Lucas et al. 1972), keinerlei vermehrte Chromosomenaberrationen. Auch bei In-vitro-Untersuchungen konnte bisher kein sicherer Nachweis für eine chromosomenschädigende Wirkung im diagnostischen Intensitäts- und Frequenzbereich erbracht werden. Eine Komutagenität (Verstärkung eines Mutagens durch Ultraschall) scheint möglich, ist jedoch noch nicht ausreichend untersucht (Hansmann et al. 1985).

Vaginosonographie

Unter Vaginosonographie (VS) versteht man die sonographische Untersuchung des weiblichen kleinen Beckens von der Scheide aus.

Zur VS finden Sektorscanner Anwendung, die an der Spitze eines Schafts liegen. Die Größe des Abbildungssektors schwankt je nach Fabrikat zwischen 90° und 240°.

Bei der VS werden Sagittal- und Koronarschnitte des kleinen Beckens angefertigt. Definitionsgemäß (nach einem Vorschlag der International Association for Endosonography, IAE) wird die Schnittführung so gewählt, daß die Harnblase bei Sagittalschnitten am linken Bildrand zu liegen kommt.

Untersuchungsbedingungen

Die VS erfordert keine spezielle Vorbereitung. Sie ist schnell und problemlos bei fast allen Patientinnen durchzuführen. Aufgrund des bis zu 26 mm großen Durchmessers des Schallkopfgehäuses (Abb. 7) können Schwierigkeiten beim Einführen des Scanners in die Vagina entstehen, insbesondere bei Virgines, Nulliparae, atrophischer Vagina, Strikturen (Labhardt-Stenose, Zustand nach Radiatio usw.) und Tumoren. Die Patientinnen empfinden die Untersuchung aber keinesfalls unangenehmer als die übliche gynäkologische bimanuelle Tastuntersuchung. Von Vorteil ist, daß auf die bei der perkutanen Sonographie nötige Blasenfüllung verzichtet werden kann.

Üblicherweise wird zunächst auf den Schallkopf Ultraschallgel aufgebracht und anschließend ein Kondom übergezogen. Eine weitere Gelschicht erleichtert die Ankopplung des Scanners an das Gewebe. Die Patientin selbst liegt auf einer Untersuchungsbank mit angewinkelten Beinen. Nach Entfaltung der Labien wird der Scanner vorsichtig in die Vagina eingeführt. Nach einem anfänglichen Widerstand am Introitus läßt sich der Scanner leicht im hinteren Scheidengewölbe positionieren. Durch Rotation der Längsachse sowie Kippbewegungen werden alle gewünschten Schnittebenen erhalten. Mit der linken Hand können weiter entfernt liegende Organe (z. B. Ovarien, Tumoren) von außen an den Schallkopf herangeführt werden. So erlaubt die VS eine gute Übersicht über das weibliche kleine Becken. Es lassen sich der Uterus, die Adnexe sowie deren pathologische Veränderungen einschließlich der angrenzenden Organe wie Blase und Rektum abgrenzen.

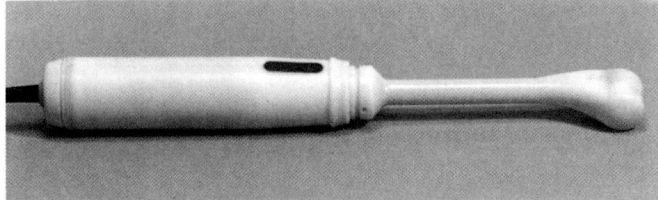

Abb. 7
Vaginalscanner der Fa. Kretz-Technik

Bildwinkel: 240°   Gesamtlänge: 352 mm
Schallfrequenz: 5 und 7 MHz   Schaftlänge: 149 mm
Auflösung: lateral und axial besser als 1 mm   Schaftdurchmesser: 12 mm
im Fokusbereich   Griffdurchmesser: 40,5 mm
Schallintensität: ca. 0,9 mW/cm^2 (SPTA „in situ")   Gewicht: 405 g
Sicherheitsprüfung: gemäß VDE und IEC, Anforderungen Type CF werden erfüllt
Sterilisation: Scanner und Kabel mit Cidex mindestens 60 min, maximal 90 min; gassterilisierbar, maximal 50 °C, drucklos

Orientierung

Da die bei der Vaginosonographie verwendeten Panoramascanner eine frontale Abstrahlung haben, ergibt sich eine völlig andere Bilddarstellung als bei der herkömmlichen perkutanen Ultraschalluntersuchung. So werden am Bildoberrand immer kraniale Bereiche, in Schallkopfnähe kaudale Bereiche des Untersuchungsgebiets abgebildet.

Wird der Scanner so in die Vagina eingeführt, daß man einen Frontalschnitt durch das kleine Becken erhält, so stellen sich die Organe folgendermaßen dar:

Im rechten Unterbauch liegende Strukturen kommen im Bild links zur Darstellung (sog. Body-Einstellung) und Organe im linken Unterbauch rechts (Abb. 8).

Dreht man den Scanner um 90°, so erhält man einen Sagittalschnitt durch das kleine Becken. In diesem Fall werden dorsal gelegene Organe links und ventrale rechts abgebildet (Abb. 9).

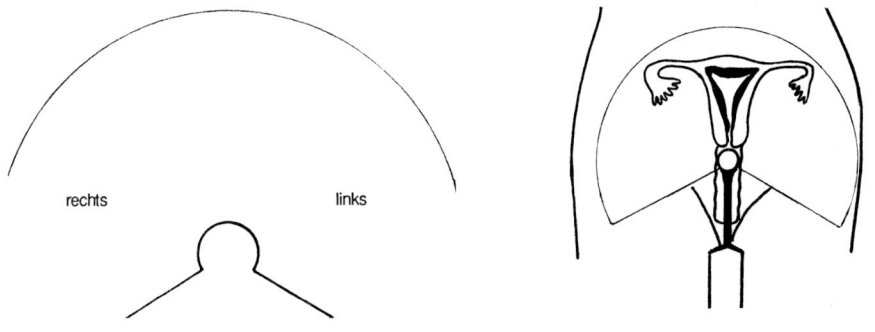

Abb. 8
Vaginosonographische Bilddokumentation beim Frontalschnitt

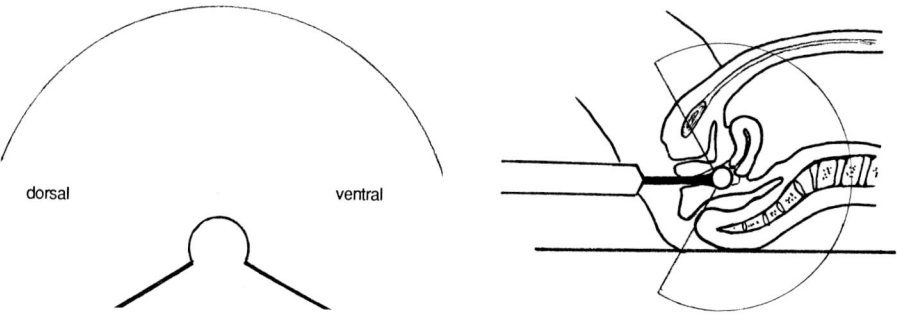

Abb. 9
Vaginosonographische Bilddokumentation beim Sagittalschnitt

Mit Hilfe von Rotation und Kippbewegungen des Scanners sind eine Vielzahl von Abbildungsebenen möglich, so daß alle Strukturen des kleinen Beckens dargestellt werden können.

Wenn auch eine volle Harnblase für die vaginosonographische Untersuchung nicht nötig ist, so liegt meist eine teilgefüllte Blase vor, die dem Untersucher eine zusätzliche Orientierungshilfe gibt.

Anwendungsmöglichkeiten der Vaginalsonographie in Frauenheilkunde und Geburtshilfe

1. Tumordiagnostik
   Nachweis von Myomen, Adnextumoren, Abszeßbildungen im Douglas-Raum

2. Früherkennung von malignen Veränderungen
   am Korpus, an der Zervix und den Ovarien

3. Krebsnachsorge
   Suche und Erkennung von Lokalrezidiven

4. Schwangerschaft
   Schwangerschaftsfrüherkennung ab der 5. Schwangerschaftswoche, frühzeitiger Nachweis von Extrauteringraviditäten, Bestimmung der Zervixlänge bei Zervixinsuffizienz

5. Sterilitätsdiagnostik
   Exakte Zyklusdiagnostik und Kontrolle der Stimulationsbehandlung durch Darstellung des Endometriums und durch Follikulometrie

6. Beckenmessung (Conjugata vera)

7. Gezielte ultraschallgeführte Biopsie (Chorionbiopsie)

8. Gezielte ultraschallgeführte Punktion
   Transvaginale Follikelpunktion im Rahmen der extrakorporalen Befruchtung (IVF)
   Punktionen anderer zystischer Tumoren, auch in der Schwangerschaft

Vaginosonographie der Gravidität

Die transabdominale Ultraschalluntersuchung ist seit Jahren ein fester Bestandteil der Diagnostik in der Geburtshilfe. Seit einiger Zeit nimmt nun auch die vaginale Sonographie besonders im ersten Trimenon an Bedeutung zu. Meist kann damit die Diagnose früher und oft exakter gestellt werden als bei der herkömmlichen Ultraschalluntersuchung (Tabelle 4).

Dennoch gelten auch für die VS die allgemeinen sonographischen Nachweiskriterien einer intakten Gravidität:

1. Ist ein Fruchtsack nachweisbar?
2. Können kindliche Strukturen nachgewiesen werden (Kopf, Extremitäten)?
3. Bestehen Vitalitätszeichen (Herzaktionen, Kindsbewegungen)?
4. Bestehen die o. g. Kriterien intrauterin?

Die Diagnostik der Extrauteringravidität, die auch weiterhin sonographische Probleme bereitet, wurde mit Hilfe der VS erleichtert. Gerade die Beurteilung der Adnexe ist besser möglich, dadurch können Tubargraviditäten eher dargestellt werden. Dennoch kann auf die klinische Symptomatik und die Hormonbestimmungen nicht verzichtet werden.

In der Spätschwangerschaft kann mit der VS die drohende Zervixinsuffizienz mit dem Aufgehen des inneren Muttermundes besser diagnostiziert werden, außerdem ist eine Beurteilung der tiefsitzenden Plazenta (Placenta praevia) exakter möglich.

Tabelle 4
Vergleich von abdomineller und vaginaler Sonographie hinsichtlich der Nachweisbarkeit wichtiger Parameter der Frühgravidität. (Nach Rempen 1987)

Ausbleiben der Menstruation ↑	Schwangerschaftswoche									Ultraschall
	4+	5+	6+	7+	8+	9+	10+	11+	12+	
Chorionhöhle	*	*	**	***	***	***	***	***	***	Abdominal
	**	***	***	***	***	***	***	***	***	Vaginal
Dottersack			*	**	***	***	***	**	*	Abdominal
		**	**	***	***	***	**	*	*	Vaginal
Herzaktion (B-Bild)			*	**	***	***	***	***	***	Abdominal
		*	**	***	***	***	***	***	***	Vaginal
Embryo			*	**	***	***	***	***	***	Abdominal
		*	**	***	***	***	***	***	***	Vaginal
Kindesbewegungen					*	**	***	***	***	Abdominal
				*	**	***	***	***	***	Vaginal

* = Darstellung vereinzelt, ** = Darstellung überwiegend, *** = Darstellung sicher.

Gravidität (4. SSW)

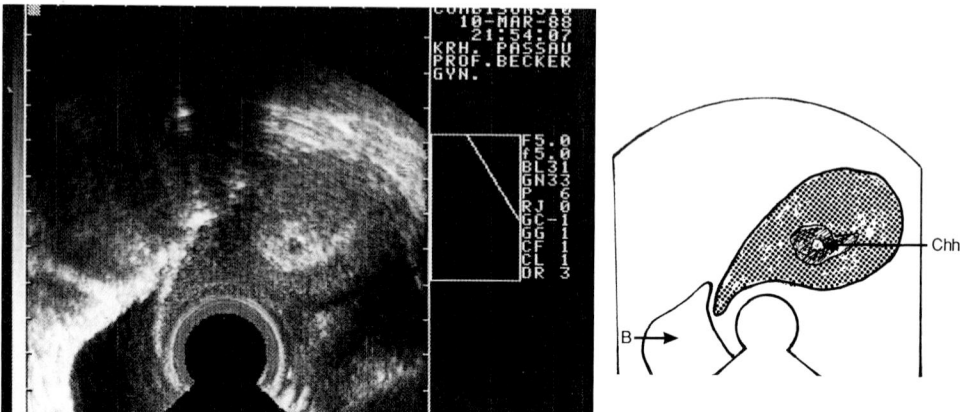

Abb. 10

Die intrauterin implantierte Chorionhöhle ist im retrovertierten Uterus als kleine runde, etwas asymmetrisch gelegene Ringstruktur erkennbar. Man meint sogar, in der Fruchthöhle eine Struktur zu erkennen. In der perkutanen Sonographie sind diese Frühgraviditäten besonders bei retroflektiertem Uterus nur äußerst selten sichtbar.

B   Blase
Chh Chorionhöhle

Darstellung des Dottersacks (6. SSW)

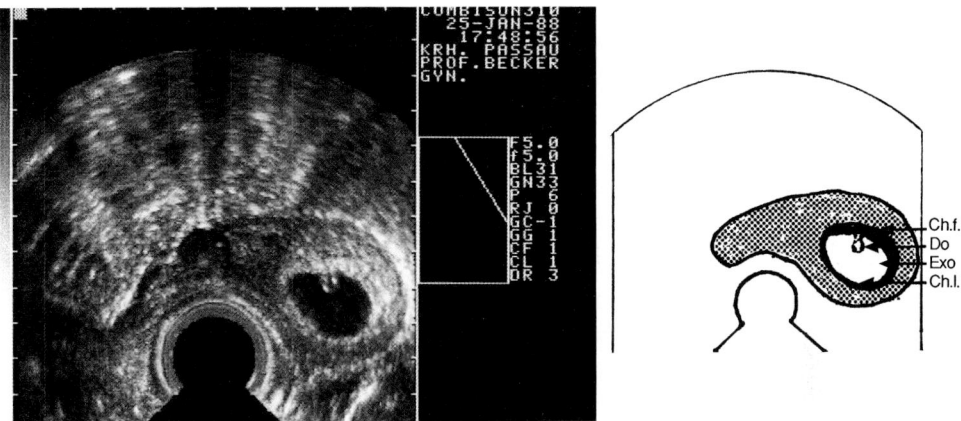

Abb. 11

Während der Fruchtsack mit großer Verläßlichkeit ab der 5. SSW, oft auch schon ab der kompletten 4. SSW dargestellt werden kann, kann der Dottersack ab der kompletten 5. SSW als Ringstruktur abgebildet werden.

Aus der Wand des Dottersacks, der mesodermalen Ursprungs ist, entwickeln sich die Zellen des Gefäßsystems und der Hämatopoese. Außerdem ist somit ein Windei ausgeschlossen, da der Dottersack Bestandteil der Embryonalanlage ist.

Der Dottersack läßt sich sicher bis zur 10. SSW, maximal bis zur 14. SSW nachweisen, wird jedoch durch die Größenzunahme des Amnions immer mehr zwischen Amnion und Chorion eingeengt. Zu dieser Zeit kommt es schließlich zur Vereinigung der Amnionmembran mit dem Chorion.

Ch.f. Chorion frondosum
Do   Dottersack
Exo   Exocoel
Ch.l. Chorion laeve

Gravidität (8. SSW)

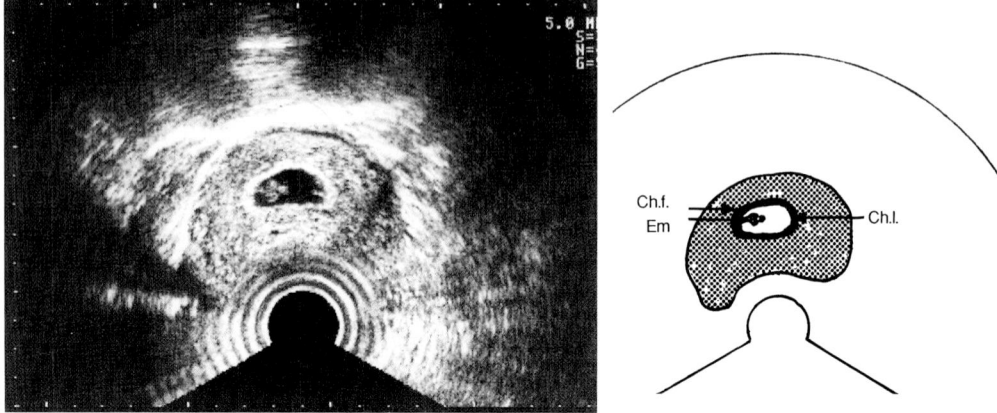

Abb. 12

Der intrauterine Fruchtsack mit der Embryonalanlage kann bereits gut und eindeutig verifiziert werden. Deutlich sichtbar ist das sehr echoreiche Chorion als
Chorion frondosum bzw. Chorion laeve. Im Time-motion-Verfahren kann die
Herzaktion aufgezeichnet werden, auch wenn sie im Real-time-Verfahren noch
kaum als „Blinken" zu erkennen ist. Eine Extremitätenabgrenzung ist noch nicht
möglich, gut sichtbar jedoch oftmals die Nabelschnur und der Dottersack.

Ch.f. Chorion frondosum
Em Embryo
Ch.l. Chorion laeve

Gravidität (10. SSW)

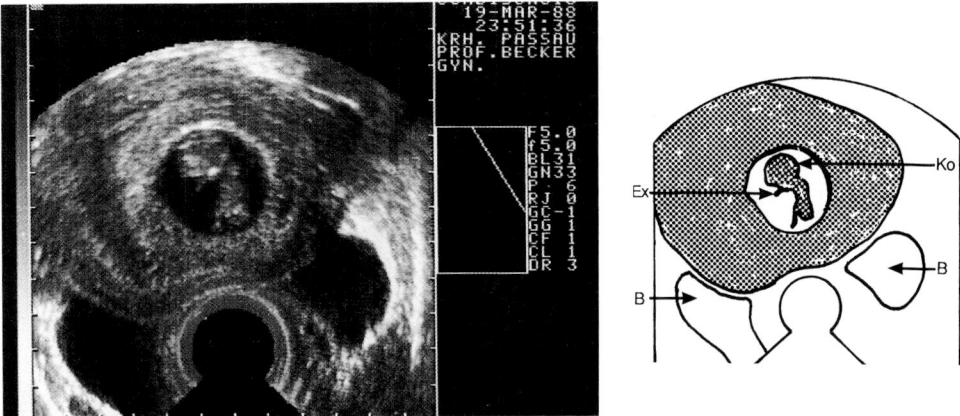

Abb. 13

Im Koronarschnitt ist deutlich der Embryo mit eindeutiger Polabgrenzung, Darstellung der Extremitäten sowie des Kopfes zu sehen. Eine grobe Mißbildung (z. B. Anenzephalie) kann in der 10. SSW bereits ausgeschlossen werden. Im Real-time-Verfahren sind die Herzaktionen gut sichtbar. Der Embryo bewegt sich. Damit sind die Vitalitätskriterien erfüllt. Die transabdominale Sonographie ist der VS in diesem Gestationsalter ebenbürtig.

Ex Extremität
B Blase
Ko Kopf

Gravidität: Darstellung des Amnions

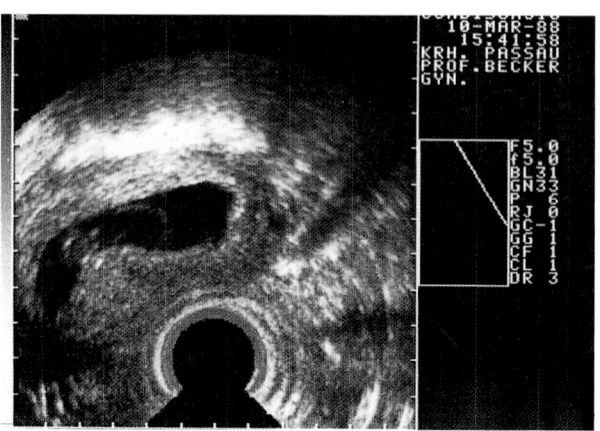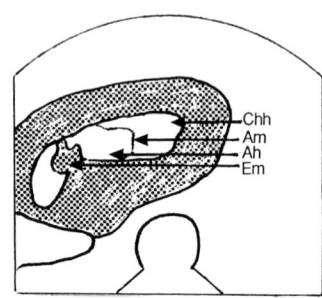

Abb. 14 a

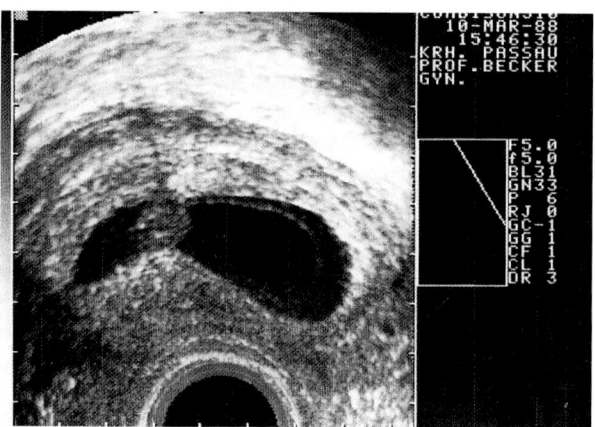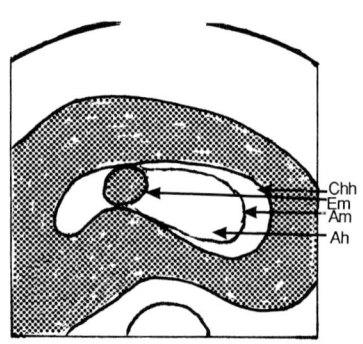

Abb. 14 b

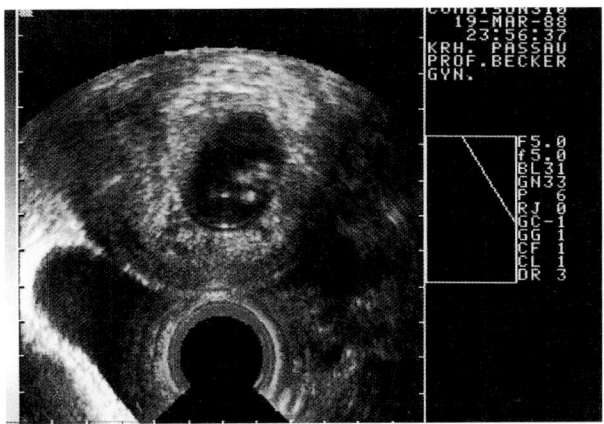 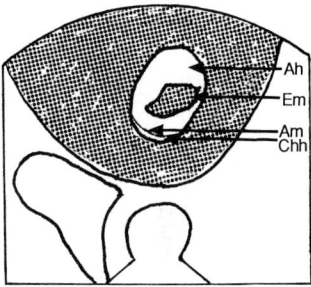

Abb. 14c

Die Bilderserie zeigt die Zunahme der Amnionhöhle auf Kosten der Chorionhöhle. Die Amnionhöhle selbst entsteht als Spaltraum zwischen Ektoderm und Zytotrophoblast. Durch zunehmende Ausdehnung legt sich das Amnion allmählich an das Chorion an, wobei die Chorionhöhle obliteriert. Mit Hilfe der Vaginosonographie läßt sich der Vorgang, der mit Ende der 12. SSW meist abgeschlossen ist, gut verfolgen.

Chh Chorionhöhle
Am Amnion
Ah Amnionhöhle
Em Embryo

Darstellung der Nabelschnur und des Dottersacks (11. SSW)

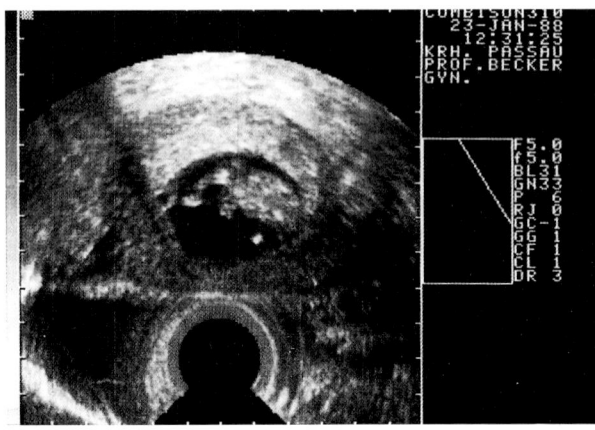
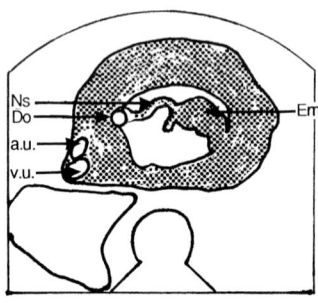

Abb. 15a

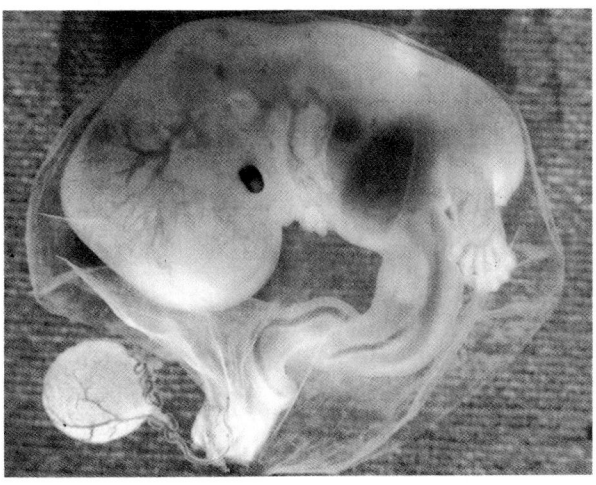

Abb. 15 b

Die Nabelschnur kann im allgemeinen ab der 9. SSW vaginosonographisch dargestellt werden. Der Dottersack wird durch die Ausdehnung der Amnionhöhle zunehmend an die Peripherie der Chorionhöhle verdrängt. Die Intaktheit der Gravidität wird im wesentlichen durch den Nachweis der Herzaktionen erbracht, die im Echtzeitverfahren als regelmäßiges Aufblinken zu sehen sind. Der frühestmögliche Nachweis gelingt in der 6. SSW (Rempen 1987).

Zum Vergleich ein 11 Wochen alter Embryo mit Dottersack und ihn umgebendem Amnion (aus Exalto et al. 1983)

Ns Nabelschnur
Do Dottersack
a.u. A. uterina
v.u. V. uterina
Em Embryo

Uterus subseptus (8. SSW)

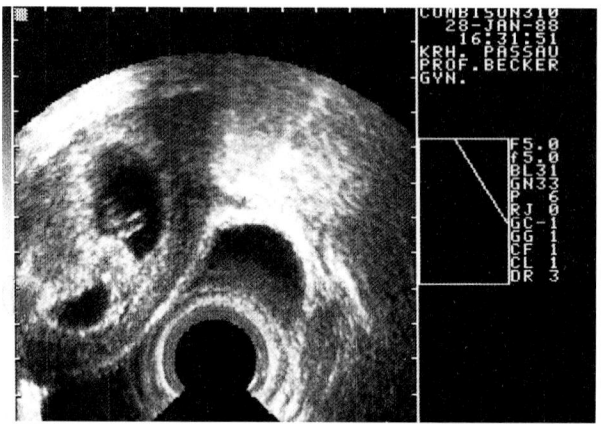 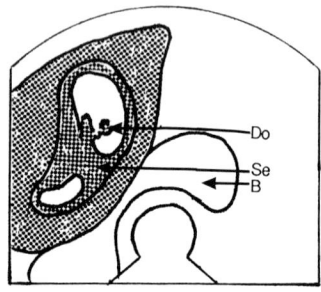

Abb. 16 a

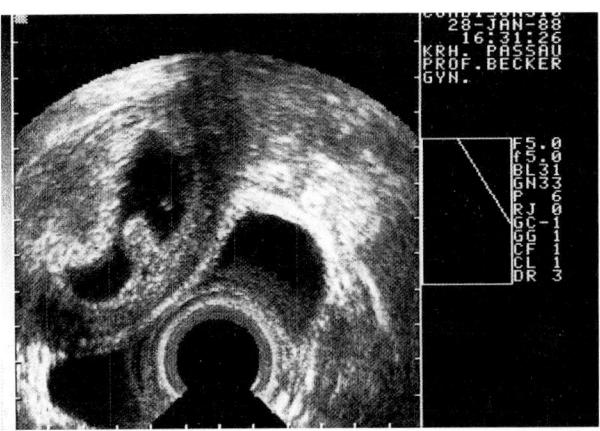 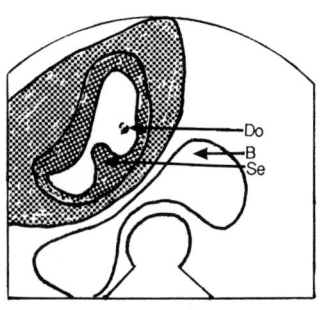

Abb. 16b

Angeborene Uterusanomalien, die unvollkommenen Verschmelzungen der Müller-Gänge entsprechen, führen gehäuft zu Fehlgeburten. Die Abortrate kann bis zu 70% betragen. Im vorliegenden Fall ist sonographisch das Septum gut zu sehen. In einem Horn befindet sich die intakte Schwangerschaft mit dem als Ringstruktur deutlich sichtbaren Dottersack (Abb. 16a). Ein etwas näher an der Zervix erfolgter Transversalschnitt (Abb. 16b) läßt die Septumspitze erkennen. Außerdem kann dadurch der Nachweis einer einzigen Fruchthöhle erbracht werden. Eine Zwillingsgravidität wurde ausgeschlossen.

Do Dottersack
B Blase
Se Septum

Gravidität: Uterinagefäße

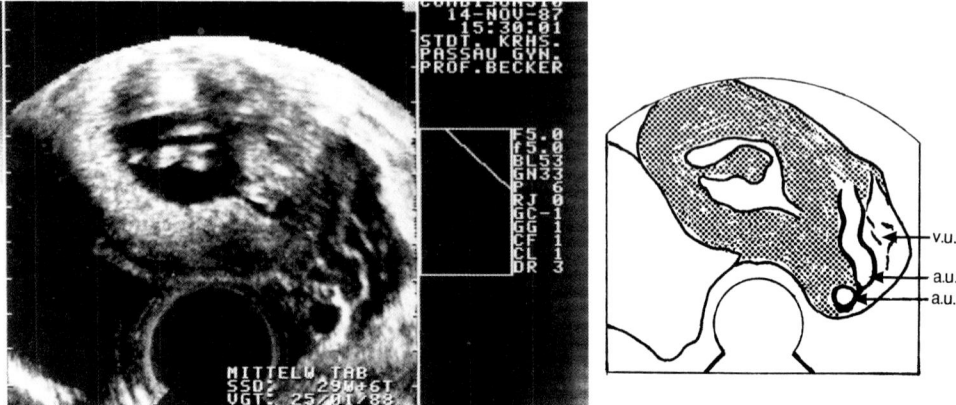

Abb. 17

In der Schwangerschaft kommt es zu einer Zunahme des Blutvolumens um ca. 30%. Die Uterusdurchblutung nimmt mit fortschreitender Schwangerschaftsdauer von 50 ml/min bis auf 500 ml/min zu. Außerdem kommt es zu Änderungen des Gefäßwiderstands sowie zu arteriovenösen Shunts. Deshalb ist die Darstellung der Uterinagefäße während der Schwangerschaft gut möglich.

Im nebenstehenden Bild ist die A. uterina mit dem Ramus descendens im Längs-schnitt gut sichtbar. Die dazugehörigen Venen sind deutlich breiter und haben eine dünnere Gefäßwand.

v.u.   V. uterina
a.u.   A. uterina

Placenta praevia (38. SSW)

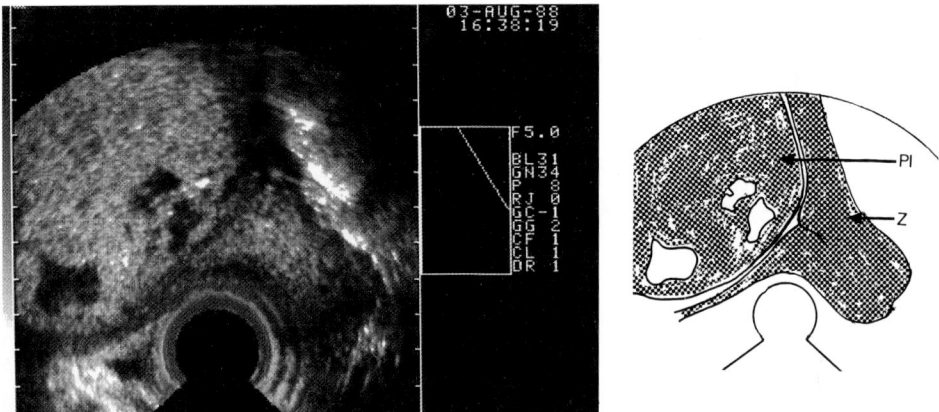

Abb. 18

Die Vaginosonographie eignet sich hervorragend zur Darstellung einer Placenta praevia. Kann mit der transabdominalen Sonographie oft nicht unterschieden werden, ob es sich lediglich um eine tiefsitzende Plazenta (z. B. Placenta marginalis) oder um eine Placenta praevia totalis handelt, so ist vaginosonographisch eine eindeutige Diagnose zu stellen.

Im vorliegenden Beispiel liegt die Placenta praevia totalis über dem inneren Muttermund, wodurch eine Geburt auf natürlichem Wege unmöglich ist.

Pl Plazenta
Z   Zervix

Gravidität: Messung der Zervixlänge

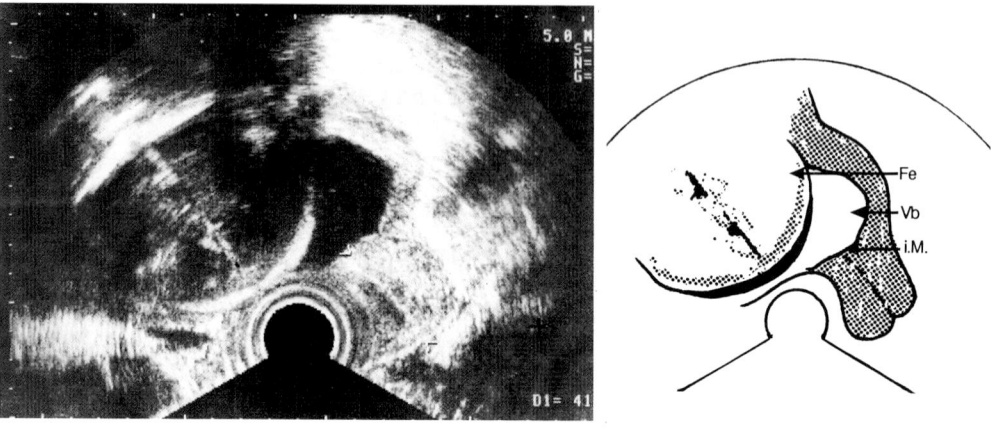

Abb. 19 a

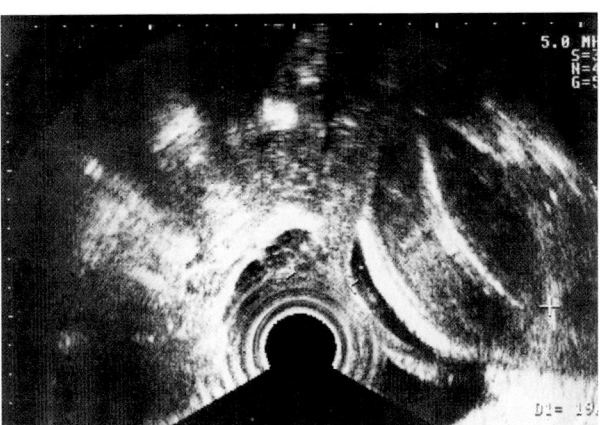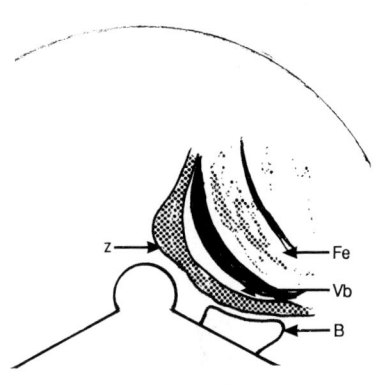

Abb. 19b

Die Zervix bildet den natürlichen Verschluß in der Schwangerschaft. Geht der (innere) Muttermund auf, so spricht man von einer Zervixinsuffizienz, die eine Bedrohung für die Gravidität darstellt. Mit Hilfe der Vaginosonographie kann die tatsächliche Zervixlänge bestimmt und der innere Muttermund kontrolliert werden.

Bei Abb. 19a handelt es sich um einen Normalbefund. Die Vorblase wölbt sich nicht in die Zervix vor. Das Os internum cervicis ist geschlossen, die Zervix mit 41 mm Länge nicht verkürzt.

In Abb. 19b hingegen ist eine deutlich verkürzte Zervix bei noch stehender Fruchtblase zu sehen. Das Bild entspricht einem Befund sub partu bzw. bei vorzeitiger Wehentätigkeit.

Z   Zervix
Fe   Fetus
Vb   Vorblase
i.M. innerer Muttermund
B   Blase

Vaginosonographie der gestörten Frühschwangerschaft

Abortus incipiens (10. SSW)

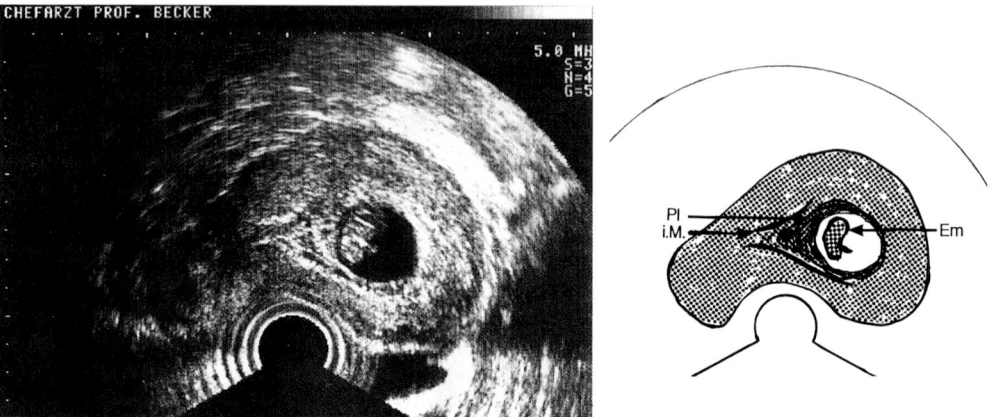

Abb. 20

Gut sichtbar ist die Plazenta, die vor dem inneren Muttermund im Sinne einer Placenta praevia liegt. Der Embryo zeigt alle Vitalitätszeichen (Bewegungen, Herzaktionen). Deutlich sichtbar ist außerdem das trichterförmige Aufgehen des inneren Muttermunds.

Klinisch imponierten die vaginalen Blutungen sowie die wehenartigen Schmerzen der Patientin.

Pl   Plazenta
i.M. innerer Muttermund
Em   Embryo

Abortivei (10. SSW)

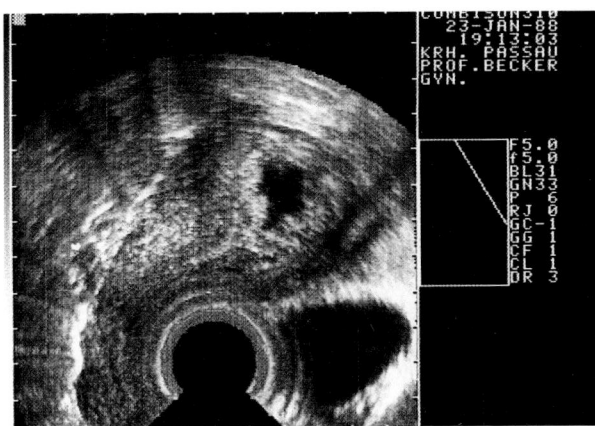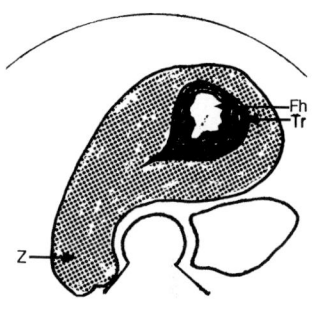

Abb. 21

Fehlanlagen der Frucht können vaginosonographisch besonders gut diagnostiziert werden. Bei einem Abortivei (Windei) sind keinerlei embryonale Anlagen sichtbar. Der Embryoblast ist degeneriert, der Trophoblast zeigt histologisch ebenfalls häufig Anomalien.

Im vorliegenden Beispiel läßt sich der Trophoblast gut als echoreiche Struktur gegenüber der echoleeren Fruchthöhle abgrenzen. Keine Fruchtanlage ist sichtbar. Die Begrenzung der Fruchthöhle ist nicht glatt, sondern unregelmäßig. Außerdem beginnt sich der innere Muttermund bereits zu öffnen, um den Fruchtsack auszustoßen.

Z   Zervix
Fh Fruchthöhle
Tr Trophoblast

Vorzeitige Plazentalösung (14. SSW)

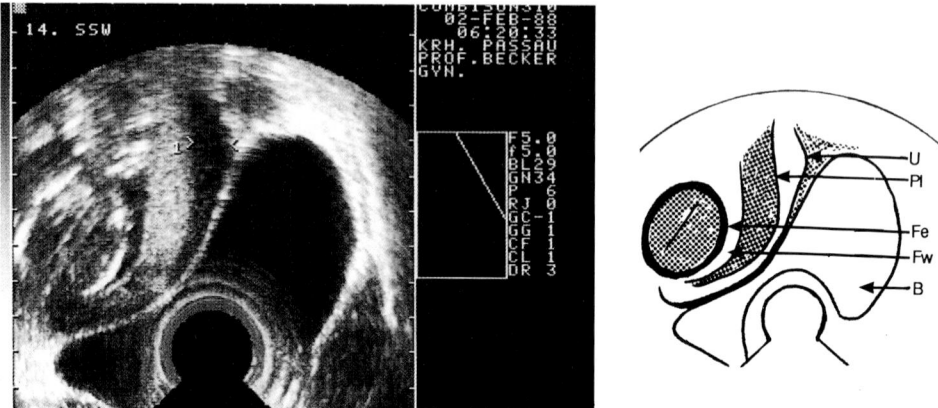

Abb. 22

Die vorzeitige Lösung der Plazenta läßt sich sowohl in der transabdominalen Sonographie als auch vaginosonographisch gut darstellen. Ist die Lösung vornehmlich in zervixnahen Bereichen lokalisiert, so ist die VS überlegen; kommt es zu einer Ablösung in fundusnahen Bereichen, so kann die Diagnose nur mit der transabdominalen Sonographie gestellt werden. Im dargestellten Beispiel ist es zu einer 11,7 mm breiten Ablösung der Plazenta gekommen. Die Patientin hatte zusätzlich vaginale Blutungen, was bei zervixnaher Ablösung häufig der Fall ist.

U Uterus
Pl Plazenta
Fe Fetus
Fw Fruchtwasser
B Blase

Stehende Extrauteringravidität (8. SSW)

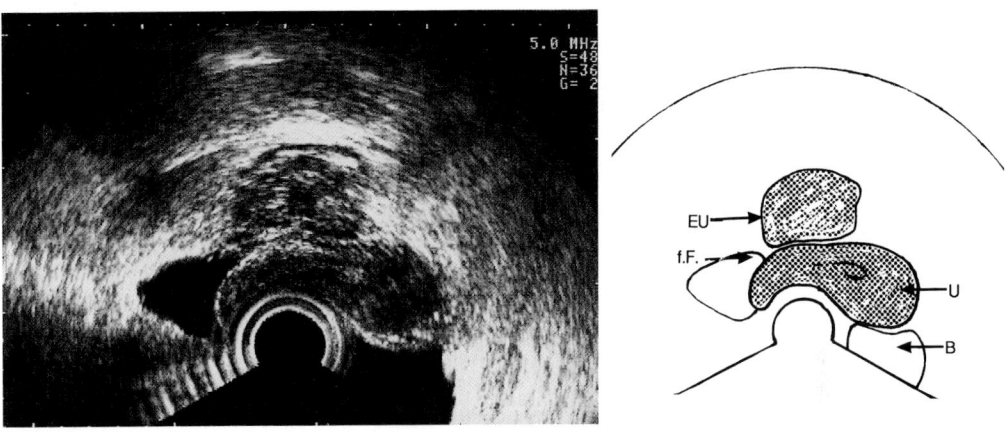

Abb. 23

Das Bild zeigt einen ca. 3 × 4 cm großen Tumor dorsal des kaum vergrößerten Uterus. Eine intakte Gravidität ist nicht sichtbar. Am linken Bildrand ist die Harnblase angeschnitten, während rechts freie Flüssigkeit im Douglas-Raum vorliegt.

Im Cavum uteri selbst sieht man lediglich dezidual umgewandeltes Endometrium, jedoch keinen Fruchtsack bzw. embryonale Anteile. Die Vaginosonographie gibt uns die Möglichkeit, bereits vor der klinischen Symptomatik als Screeningverfahren die Extrauteringravidität so rechtzeitig zu erkennen, daß operative Maßnahmen früher und oftmals tubenerhaltend angewandt werden können. Deshalb sollte bei jeder graviden Patientin in der 7./8. SSW eine Vaginosonographie durchgeführt werden.

EU Extrauteringravidität
f.F. freie Flüssigkeit
U Uterus
B Blase

Die vaginosonographische Darstellung der Gebärmutter

Normalbefund im Sagittalschnitt: Anteflexio uteri

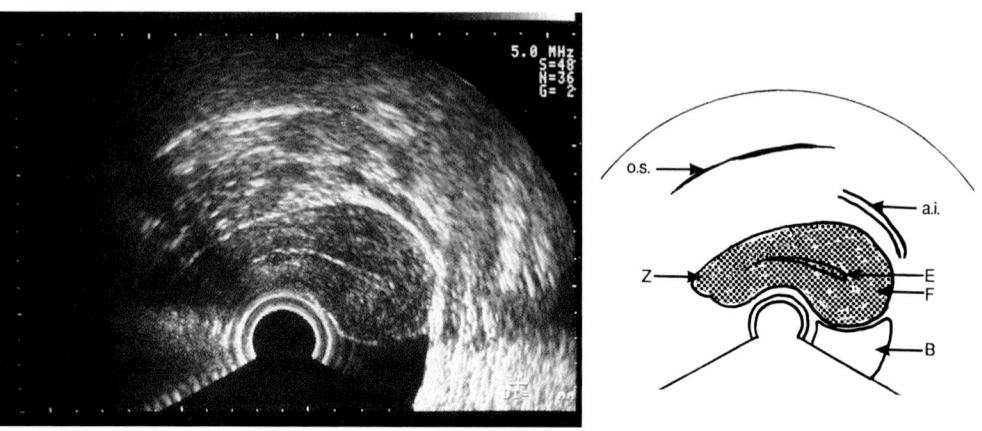

Abb. 24

Der anteflektierte Uterus läßt sich in seiner vollen Länge erfassen. Die Serosa ist größtenteils als echoreiche dünne Außenbegrenzung des Uterus darzustellen. Das Myometrium ist homogen. Die distalen Abschnitte der Zervix sind durch Luftüberlagerung nicht vollständig zu beurteilen. Das Endometrium ist als feiner echoreicher Streifen zu erkennen. Fundusnahe läßt sich die Endometriumschicht der Vorder- und Hinterwand, durch eine Flüssigkeitsretention bedingt, abgrenzen. Am linken unteren Bildrand liegt die echoleere Harnblase. Die echoreiche Blasenhinterwand liegt dem anteflektierten Uterusfundus direkt an. Über der hinteren Funduswand ist eine Iliakalarterie zu sehen, die bei der Untersuchung leicht durch ihre pulssynchrone Größenveränderung abzugrenzen ist. Dorsal des Uterus liegt das Rektum. Eine exakte Abgrenzung der verschiedenen Wandstrukturen ist vaginosonographisch nicht möglich. Hinter dem Rektum läßt sich die echoreiche Vorderseite des Os sacrum darstellen.

O.s.   Os sacrum
Z   Zervix
a.i.   A. iliaca
E   Endometrium
F   Fundus uteri
B   Blase

Normalbefund im Sagittalschnitt: Retroflexio uteri

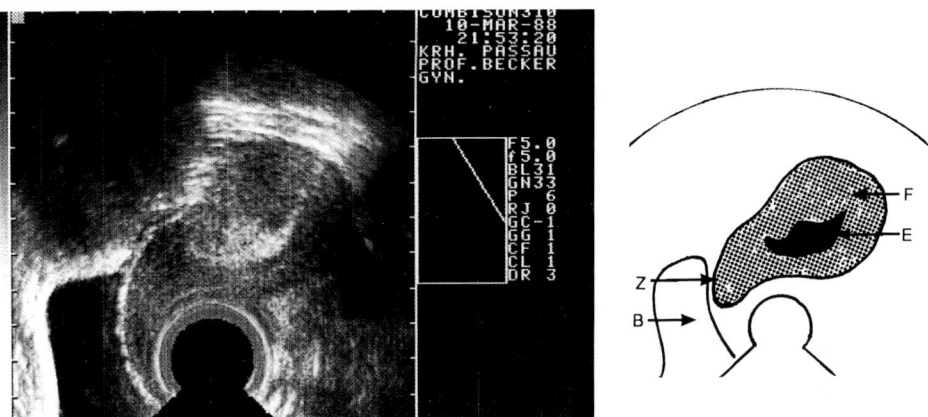

Abb. 25

Die halb gefüllte Harnblase hilft bei der Orientierung über die Lage der Gebärmutter. Das Corpus uteri ist deutlich in Richtung Kreuzbeinhöhle verlagert und nicht – wie üblich – nach ventral in Richtung Harnblase. Gut sichtbar ist das hoch aufgebaute Endometrium, das der 2. Zyklushälfte entspricht.

Z Zervix
B Blase
F Fundus uteri
E Endometrium

Normalbefund: Koronarschnitt in Fundushöhe

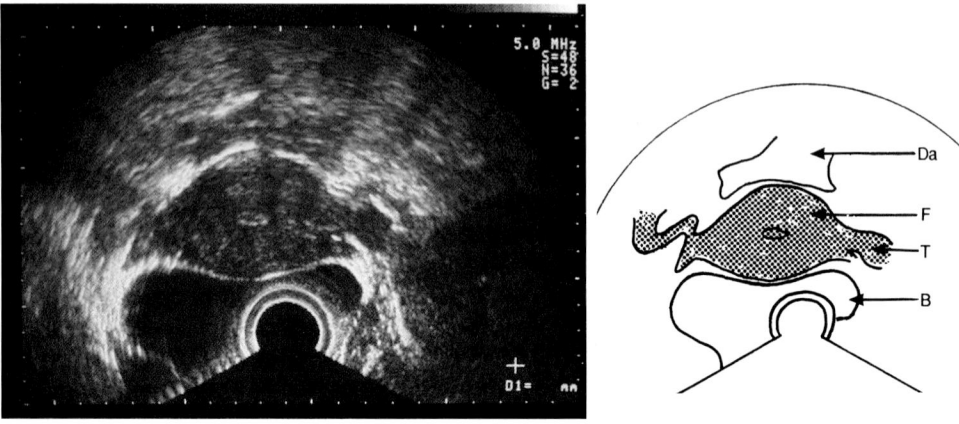

Abb. 26

Der Schnitt durch den Fundus läßt beidseits den Tubenabgang erkennen. Auf der linken Seite ist das Ovar zum Teil erfaßt. Die Schleimhaut zeigt – wie bereits beim Sagittalschnitt erkenntlich – ähnlich der postmenopausalen Ruhepause einen dünnen echoreichen Saum, wobei Vorder- und Hinterseite durch eine physiologische Flüssigkeitsretention im Kavum getrennt sind. Die Blase liegt jetzt zwischen Scanner und Uterus. Eine völlig symmetrische Darstellung des rechten und linken Blasenanteils gelingt fast nie.

Da Darm
F   Fundus uteri
T   Tube
B   Blase

Zyklusdiagnostik

Der endometriale Zyklus ist seit Anfang des Jahrhunderts (Hitschmann und Adler 1908) bekannt.

Unter dem Einfluß der ovariellen Hormonproduktion kommt es zum zyklischen Auf- und Abbau des Endometriums. In der Proliferationsphase nimmt unter Östrogeneinfluß die Schleimhaut erheblich an Dicke zu. Unter zusätzlicher Progesteroneinwirkung wird sie noch höher aufgebaut. Erst durch Abfall der ovariellen Hormone kommt es zur Desquamation (Desquamationsphase).

Sonographisch zeigen sich typische Veränderungen am Endometrium, die eine Zuordnung in die jeweilige Zyklusphase zulassen. In der Proliferationsphase beobachtet man meist nur eine schmale, strichförmige, echoreiche Endometriumstruktur, die sich um den Ovulationszeitpunkt schlaufenartig bzw. ringförmig verändert.

In der zweiten Zyklushälfte kommt es zunehmend zu einem breiten, bandförmig erscheinenden Endometriumreflex, der sich stark echoreich mit echoarmen Bezirken (Blut im Cavum uteri) in der Desquamationsperiode darstellt.

Ähnliche Bilder wie bei der geschlechtsreifen Frau können auch bei Patientinnen in der Postmenopause gefunden werden, wenn sie unter einer Hormontherapie stehen. Findet man bei diesen Patientinnen jedoch ein hoch aufgebautes Endometrium ohne Hormontherapie, so ist eine histologische Abklärung zu erwägen.

Endometrium: Proliferationsphase

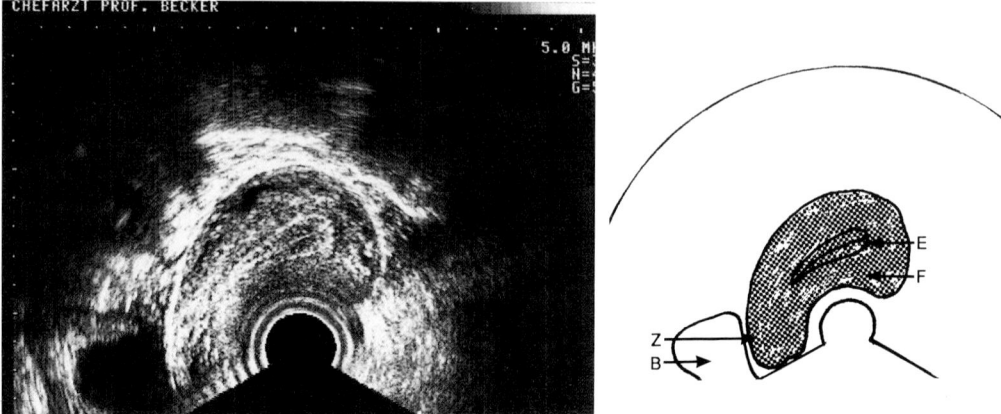

Abb. 27

Das Endometrium nimmt mit fortschreitendem Zyklusverlauf kontinuierlich an Höhe zu. Die Schleimhaut stellt sich als gleichmäßig dicke echoreiche Schicht dar. Typisch ist die „schleifenartige Aufspreizung" um den Ovulationszeitpunkt. Bei ca. 80% aller Patientinnen läßt sich ein schmaler echoärmerer Saum hinter der Schleimhaut beobachten entsprechend bei der MRI auftretenden „junction line".

Z   Zervix
B   Blase
E   Endometrium
F   Fundus uteri

Endometrium: Sekretionsphase

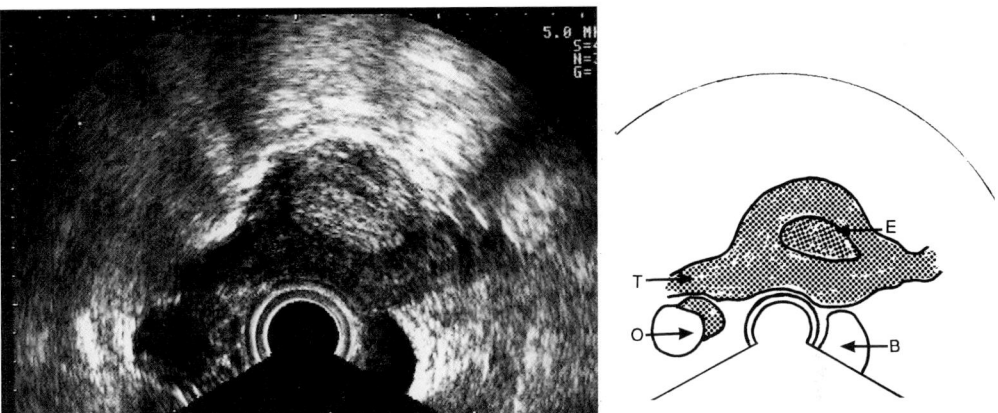

Abb. 28

Kennzeichnend für die sekretorische Phase im Vaginosonogramm ist das hoch aufgebaute Endometrium. Die Höhe am 24. Zyklustag beträgt ca. 10 mm. Sie kann jedoch bei Patientinnen verschiedener Altersstufen variieren. Das Echomuster der Schleimhaut bleibt homogen echoreich. Es zeigt keinen Unterschied zum Echomuster der Schleimhaut in der Proliferationsphase.

T   Tube
O   Ovar
E   Endometrium
B   Blase

Endometrium: Desquamationsphase

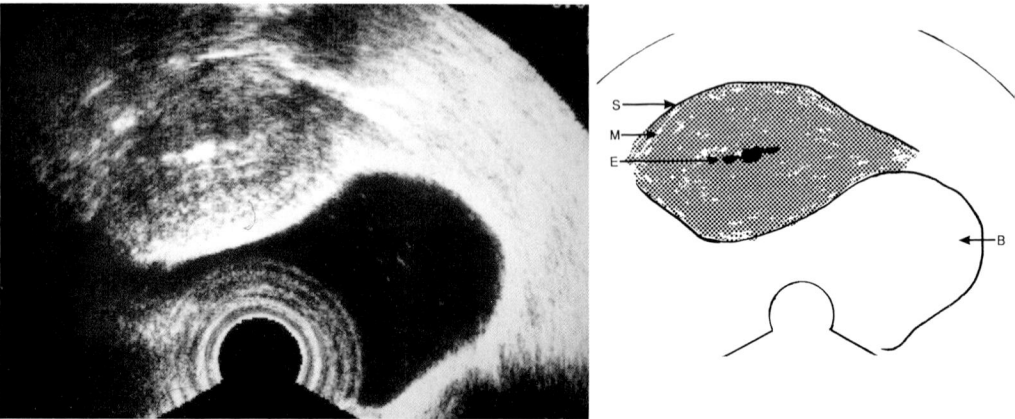

Abb. 29

Dieser Koronarschnitt durch das Corpus uteri zeigt einen sehr echoreichen Endometriumreflex als Zeichen der Ablösung der Schleimhaut, wie dies in der Desquamationsphase der Fall ist. Das Endometrium stellt sich nicht mehr so breit wie in
der sekretorischen Phase dar, da es bereits z.T. abgestoßen ist. Die hohe Echogenität ist typisch und ein gutes Unterscheidungsmerkmal gegenüber der Prolifera-
tions- und Sekretionsphase.

S Serosa
M Myometrium
E Endometrium
B Blase

Vaginosonographische Darstellung von Myomen

Isolierte Myome kann man vaginosonographisch abgrenzen, wenn sie zu einer Formveränderung des Organs oder zu einer Änderung der Echodichte des Myometriums geführt haben.

Die Struktur der Myome ist, je nach Bindegewebsgehalt und degenerativen Sekundärveränderungen, vaginosonographisch mannigfaltig. Sie reicht von echoarm und echofrei (bei sekundärer Verflüssigung) bis zu echoreich (bei bindegewebsreichen Strukturen oder Verkalkungen).

Myome können ab einer Größe von etwa 10 mm diagnostiziert werden. Je größer ein Myom ist, desto eher bzw. leichter ist es vaginosonographisch darstellbar. Im Gegensatz dazu bereiten bei der Hysterosonographie große subseröse bzw. gestielte Myome oft diagnostische Schwierigkeiten.

Diffuse Myohyperplasie

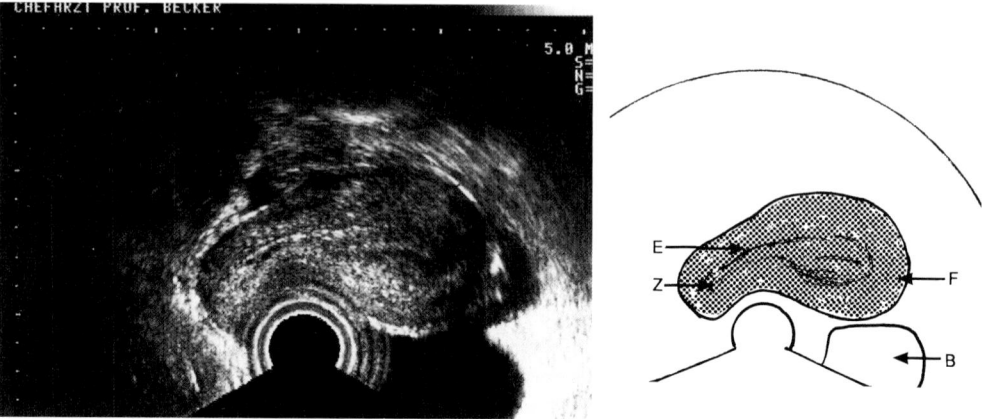

Abb. 30

Eine diffuse Myohyperplasie ist vaginosonographisch durch eine Vergrößerung des gesamten Uterus ohne isolierte Deformation der äußeren Kontur und/oder durch ein inhomogenes Echomuster des Myometriums zu erkennen. Kleine (unter 1 cm Durchmesser) intramurale Myome können durchaus vorhanden sein, da sie sich der Darstellung häufig entziehen. Abgebildet ist ein sowohl in der Länge (11 cm) als auch im Querschnitt (6 cm) vergrößerter Uterus ohne erkennbare Myome (Histologie: diffuse Myohyperplasie).

E Endometrium
Z Zervix
F Fundus uteri
B Blase

Intraligamentäres Myom

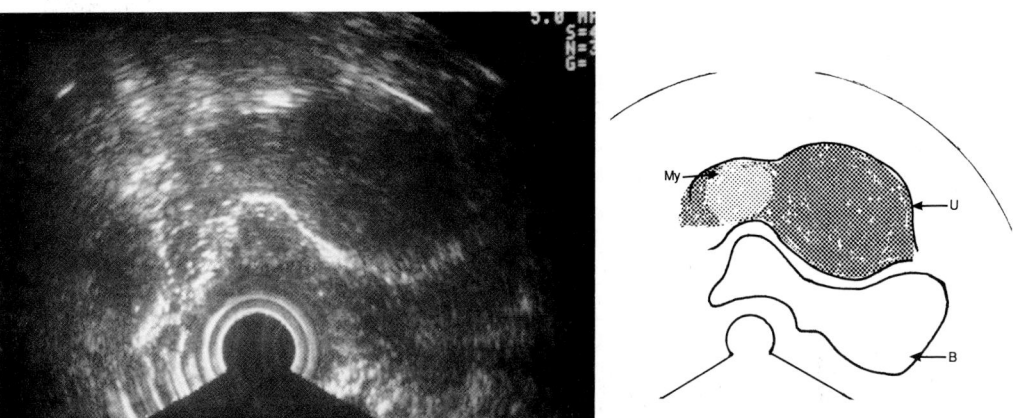

Abb. 31

Eine Myomausbreitung im Bereich des Ligamentum latum ist nicht selten. Klinisch imponiert das Myom oft als Adnextumor. In der transabdominalen Ultraschalluntersuchung ist es nur schwer zu erkennen, während es in der VS gut darstellbar ist. Man sieht einen Transversalschnitt durch das Corpus uteri mit einem stark verbreiterten rechten Ligamentum latum, in das ein Myom eingewachsen ist.

My Myom
U   Uterus
B   Blase

Kleines Myom

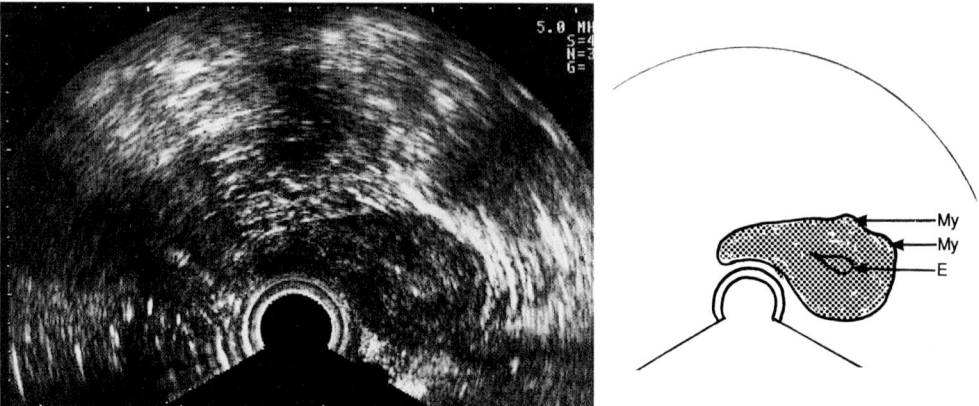

Abb. 32

Die Hinterwand des Uterus läßt in Korpushöhe zwei isolierte konvexe Vorbucke-
lungen erkennen. Die Peripherie der Myome erscheint echoarm. Zentral sind sie
inhomogen mit echoreichen Strukturen. Das Endometrium wird nicht erreicht und
das Cavum uteri nicht beeinträchtigt.

My Myom
E   Endometrium

Intramurales Solitärmyom

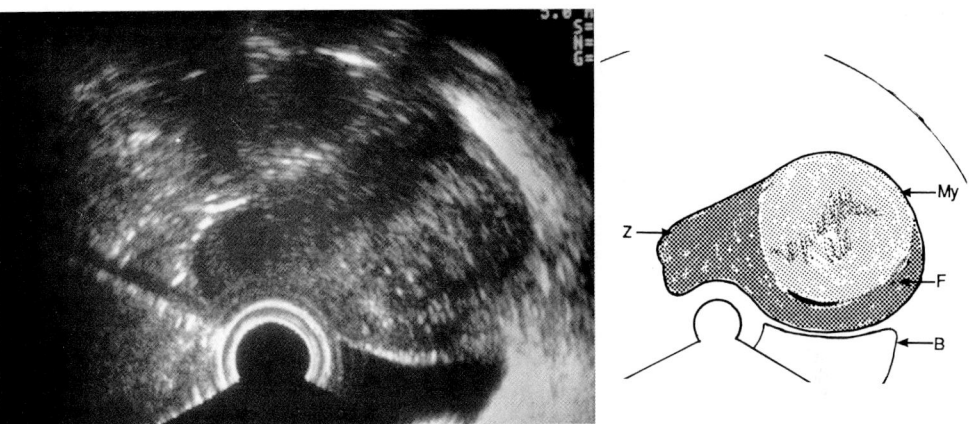

Abb. 33

Der Uterus erscheint im Korpus- und Fundusbereich aufgetrieben, wobei die äußere Kontur erhalten und rund begrenzt erscheint. Die Struktur des großen, in der Uteruswand liegenden Solitärmyoms ist inhomogen. Zur Zervix hin läßt es sich nicht exakt abgrenzen, genausowenig zum Fundus. Nach ventral wird es durch das Endometrium begrenzt, wobei dieses konvex nach vorn gewölbt erscheint.

Z   Zervix
My Myom
F   Fundus uteri
B   Blase

Großes Solitärmyom mit Verkalkungen (Koronarschnitt)

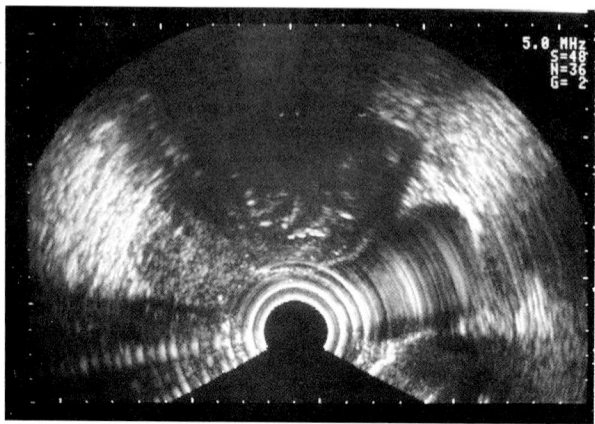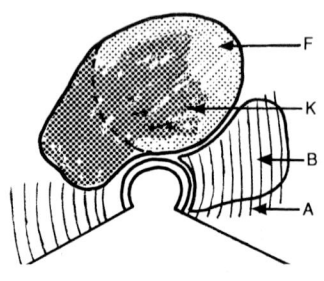

Abb. 34

Der Koronarschnitt zeigt ein großes, linksseitig gelegenes Myom, das das restliche Myometrium nach rechts verdrängt. Das Myom ist echoarm, wobei ventral echoreiche streifige Strukturen, z. T. mit dorsaler Schallauslöschung (entsprechend verkalkenden Anteilen) zur Darstellung kommen.

F Fundus uteri
K Verkalkung
B Blase
A Artefakte

Gutartige Proliferationen des Endometriums

Korpusschleimhautpolyp

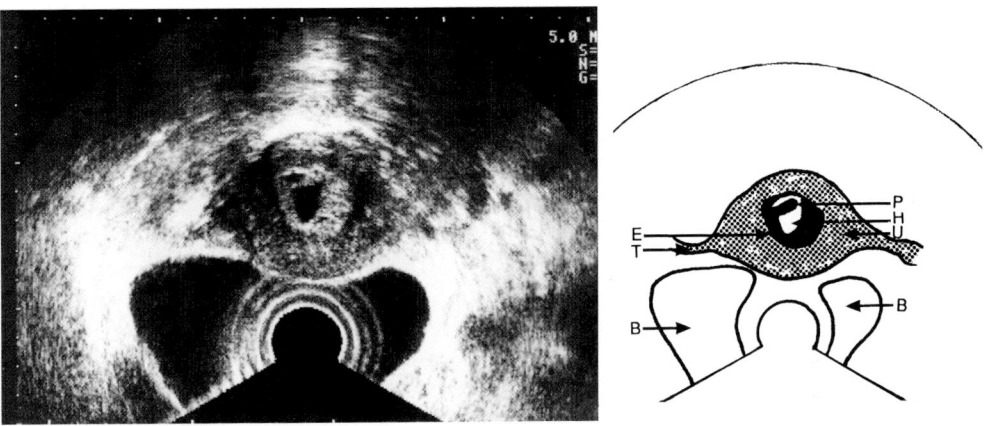

Abb. 35

Selten sind Polypen so gut darstellbar wie auf diesem Bild. Es zeigt sich ein hoch aufgebautes Endometrium bei einer Patientin in der Menopause (62 Jahre) mit einem polypartigen Gebilde, das in das Cavum uteri hineinragt. Das Kavum ist durch die Flüssigkeitsretention (Hämatometra) aufgetrieben. Diese Patientinnen sollten kürettiert werden, da keine sonographische Aussage über die Dignität des Polypen gemacht werden kann (Histologie: benigne – Korpusschleimhautpolyp).

E Endometrium
T Tube
B Blase
P Polyp
H Hämatometra
U Uterus

Glandulär-zystische Hyperplasie

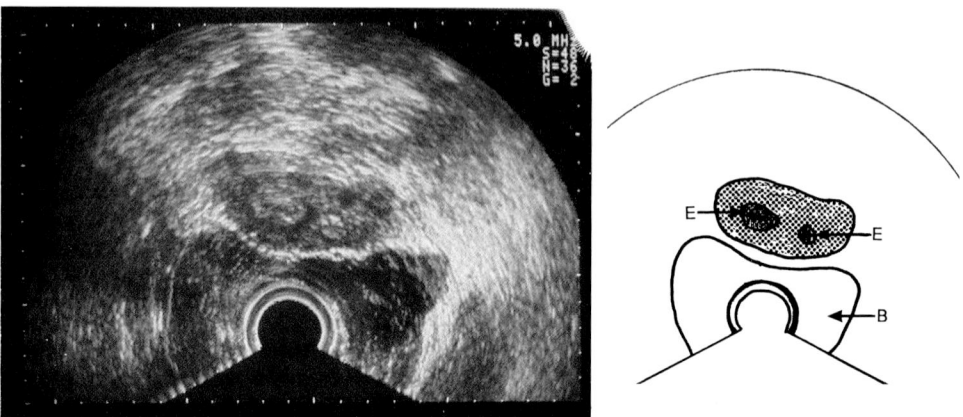

Abb. 36

Der Koronarschnitt durch die Fundusregion zeigt die hoch aufgebaute Schleimhaut am Übergang in die Fundusecken. Die Schleimhaut läßt bereits eine diskrete
Unregelmäßigkeit der Oberfläche erkennen, was zusammen mit der Schleimhaut-
höhe als Kriterium für die glandulär-zystische Hyperplasie gewertet wird. Die
Oberfläche der Schleimhaut ist allerdings nur abgrenzbar, wenn dies durch eine
Flüssigkeitsretention gegenüber dem dann echoarmen Kavum möglich ist. Es findet sich ein echoarmer Saum an der Basis der Schleimhaut, der allerdings auf der
linken Seite vor den ventralen Schleimhautteilen fehlt.

E Endometrium
B Blase

Vaginosonographie nach operativen Eingriffen

Zustand nach Abrasio

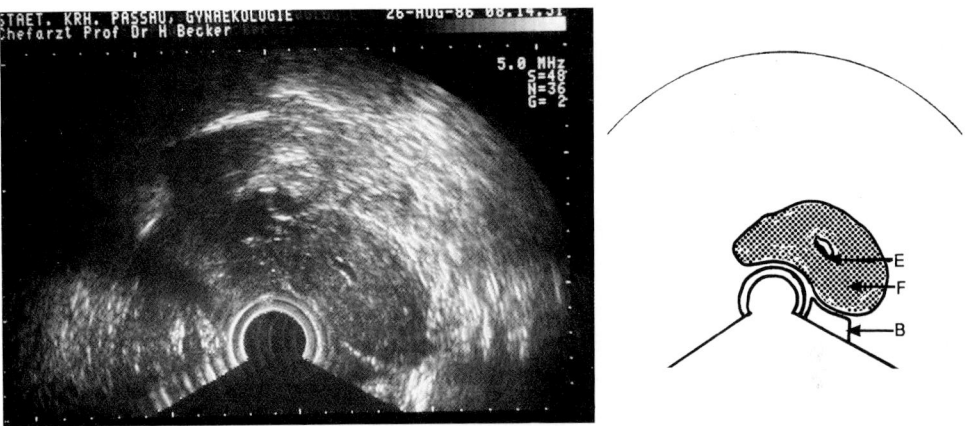

Abb. 37

Der Sagittalschnitt durch die Korpusregion zeigt Flüssigkeit im Kavum. An der Vorderwand ist ein durchgehender dünner Schleimhautsaum erhalten, während an der Hinterwand zum Teil das Myometrium ohne vaginosonographisch erkennbares Endometrium direkt an das Kavum grenzt. Eine vaginosonographische Differenzierung zwischen Zona basalis und Zona functionalis des Endometriums ist nicht möglich.

E Endometrium
F Fundus uteri
B Blase

Zustand nach vaginaler Hysterektomie:
postoperativer Scheidenabschluß

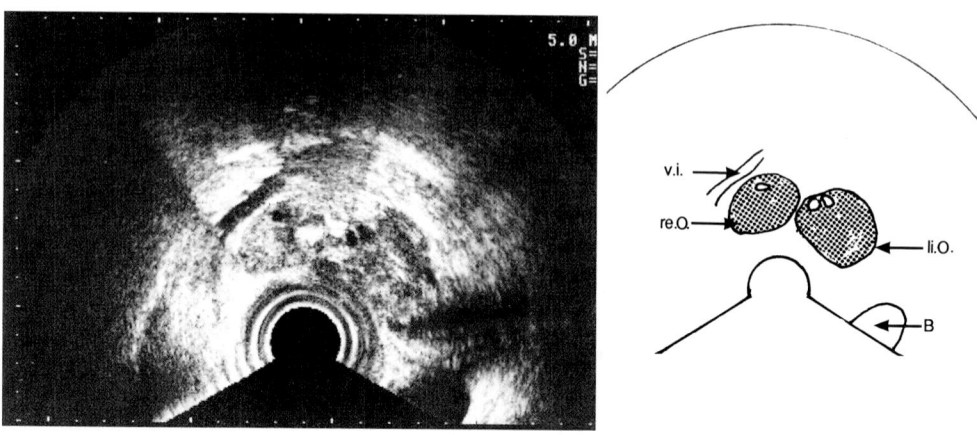

Abb. 38

Die häufigste Komplikation nach vaginaler Hysterektomie ist die Sekretverhaltung mit Abszedierung im kleinen Becken.

Mit Hilfe der VS kann bei der gynäkologischen Kontrolluntersuchung eine sonographische Nachuntersuchung erfolgen, um eine Resistenz auszuschließen.

Im obigen Beispiel sieht man einen unauffälligen Scheidenabschluß 3 Wochen post operationem, wobei die beiden Adnexe dicht beieinander liegen und an den Follikeln gut erkennbar sind. Eine Abszedierung bzw. Sekretverhaltung ist nicht zu erkennen.

v.i. V. iliaca
re.O. Ovar (rechtes)
li.O. Ovar (linkes)
B Blase

Normaler Scheidenabschluß nach vaginaler Hysterektomie und Adnektomie beidseits

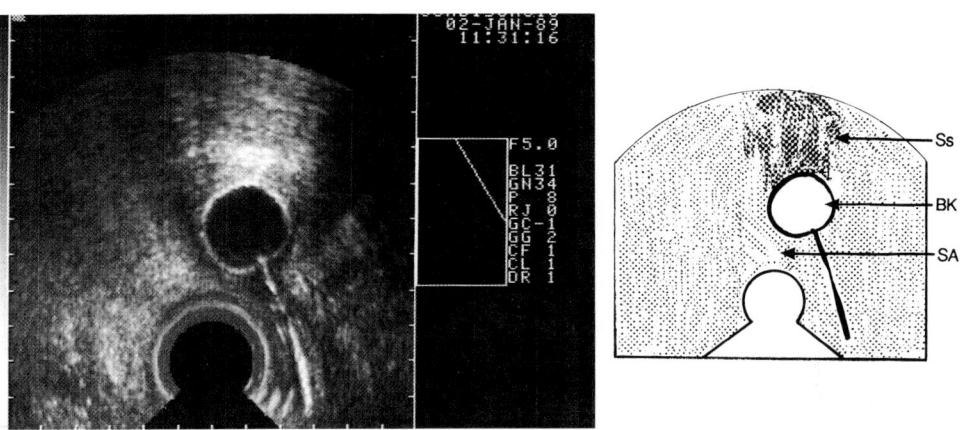

Abb. 39

Die Vaginosonographie ist besonders gut geeignet, nach operativen Eingriffen frühzeitig Komplikationen im kleinen Becken zu erfassen. Neben der bimanuellen Untersuchung sowie der Einstellung des Scheidenabschlusses mit Hilfe eines Spekulums können sonographisch insbesondere pathologische Veränderungen (Blutansammlungen, Abszeßbildungen, Sekretstau) gut dargestellt werden.

Die Abbildung zeigt einen unauffälligen Befund nach vaginaler Hysterektomie und Adnektomie beidseits. Das gesamte kleine Becken weist eine homogene mittlere Echogenität auf. Lediglich der liegende transurethrale Blasenkatheter mit Schallschattenbildung ist zu erkennen.

Ss Schallschatten
BK Blasenkatheter
SA Scheidenabschluß

Postoperative Abszeßbildung nach vaginaler Hysterektomie

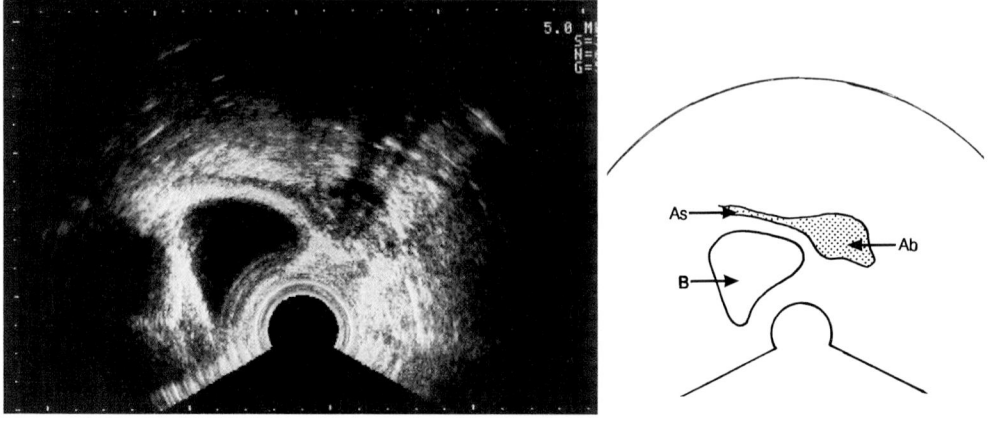

Abb. 40

Im Gegensatz zur vorangegangenen Abbildung läßt sich hier eine etwa 2 × 3 cm große echoarme Struktur (Abszeß) mit einem Ausläufer (Abszeßstraße) bei Zustand nach Hysterektomie erkennen. Zur Diagnosestellung gehören selbstverständlich die klinische Symptomatik sowie die entsprechenden Laborwerte. Erst in Zusammenschau kann dieses Bild interpretiert werden.

As Abszeßstraße
Ab Abszeß
B   Blase

Darstellung der Iliakalgefäße

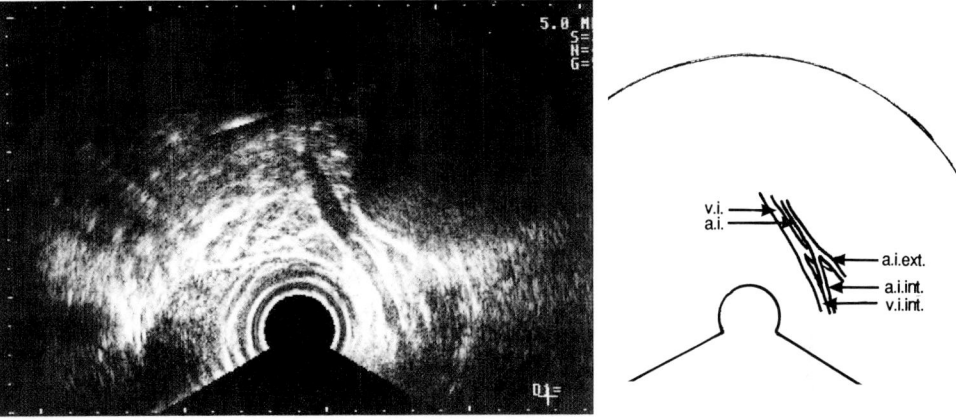

Abb. 41

Das Bild zeigt die Aufzweigung der linken A. und V. iliaca communis in die
Interna- bzw. Externaäste. Das Lumen der Venen ist deutlich breiter und echoärmer als das der Arterien. Im vorliegenden Fall handelt es sich um einen Normalbefund ohne Stauungszeichen.

a.i.ext.   A. iliaca externa
a.i.int.   A. iliaca interna
v.i.int.   V. iliaca interna
v.i.   V. iliaca
a.i.   A. iliaca

Zervixkarzinom

Die Zervixschleimhaut erscheint im Vaginosonogramm als echoreicher Streifen, der sich nicht vom Endometrium unterscheiden läßt.

Ein vaginosonographischer Hinweis auf ein Zervixkarzinom ist eine unregel-mäßig aufgebaute, verdickte Zervixschleimhaut, eine Auftreibung der Zervix sowie in fortgeschrittenen Fällen eine Infiltration des Parametriums. Läßt sich eine para-metrane Infiltration erkennen, so muß die Beziehung zur Beckenwand abgeklärt werden. Eine mögliche Infiltration der Blase oder des Rektums läßt sich im Koro-narschnitt am besten erkennen.

FIGO-Stadien des Zervixkarzinoms

I: Karzinom beschränkt auf die Zervix. Die Ausdehnung zum Korpus.

I a: Mikroinvasives Karzinom (nur histologische Verifikation möglich).

I b: Klinisch invasives Karzinom.

II: Karzinom überschreitet die Zervix, erreicht jedoch nicht die Beckenwand, und/oder das Karzinom greift auf die Vagina über, erreicht jedoch nicht deren unteres Drittel.

II a: Ohne Infiltration des Parametriums.

II b: Mit Infiltration des Parametriums.

III: Karzinom mit Ausdehnung in das untere Drittel der Vagina und/oder bis zur Beckenwand (kein Zwischenraum zwischen Tumor und Beckenwand).

III a: Ausdehnung in das untere Drittel der Vagina.

III b: Ausdehnung bis zur Beckenwand und/oder mit Hydronephrosis oder stummer Niere infolge tumorbedingter Ureterstenose.

IV a: Karzinom mit Ausdehnung in die Mukosa der Harnblase oder des Rektums und/oder mit Ausdehnung über das kleine Becken hinaus.
       Das Vorhandensein eines bullösen Ödems genügt nicht, um den Tumor in IV einzustufen.

IV b: Befall entfernterer Organe.

Zervixkarzinom in situ

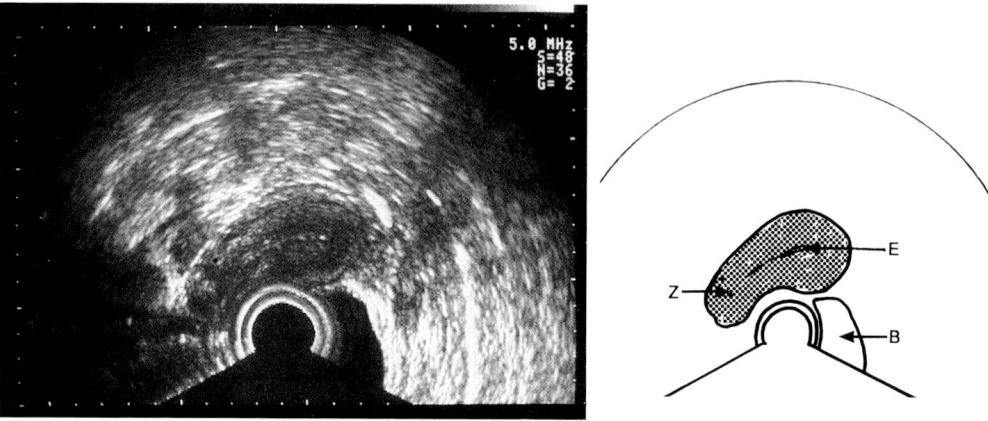

Abb. 42

Das Zervixkarzinom in situ entgeht dem vaginosonographischen Nachweis in allen Fällen, da die Diagnose nur histologisch gestellt werden kann. Nicht mit einer beginnenden Infiltration in das Zervixgewebe darf die Darstellung von Zervixdrüsen verwechselt werden, die sich als kleine echoreiche Bezirke im Bereich der Zervix zeigen.

Z Zervix
E Endometrium
B Blase

Zervixkarzinom (FIGO I b)

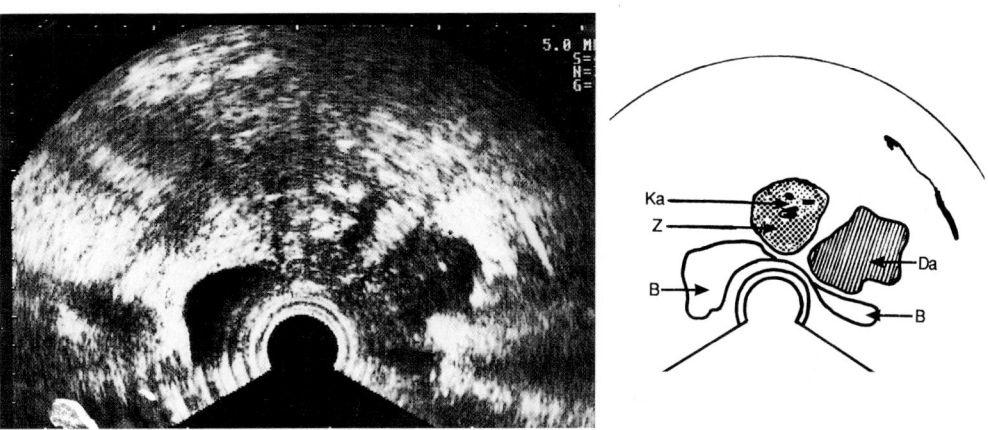

Abb. 43

Der Koronarschnitt durch die Zervixmitte zeigt eine irreguläre echoreiche, ringför-
mige Struktur um den echofreien Zervixkanal. Die Zervix, die bereits aufgetrieben
ist, läßt sich auf dieser Schnittebene nach links ventral nicht von anliegenden
Darmschlingen abgrenzen. Aufgrund der verdickten Zervixschleimhaut, der
schlechten basalen Abgrenzbarkeit und der Auftreibung muß eine Infiltration in
das Zervixgewebe angenommen werden (Histologie: maximale Infiltrationstiefe
10 mm). Die Parametrien erscheinen frei.

Ka Karzinom
Z   Zervix
B   Blase
Da Darm

Zervixkarzinom (FIGO II b): Sagittalschnitt

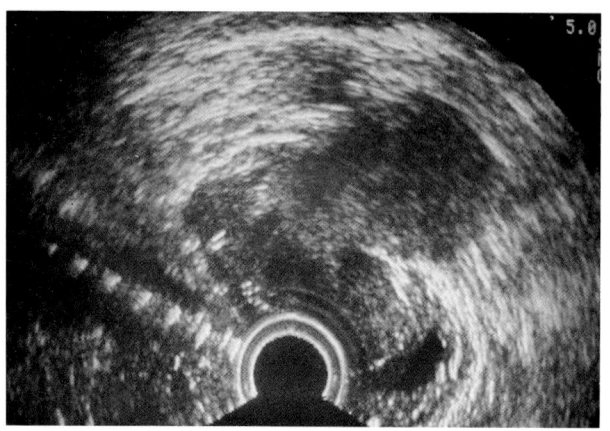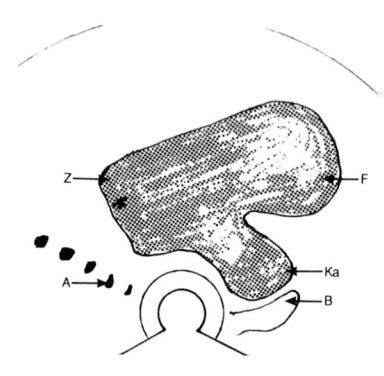

Abb. 44

Der Sagittalschnitt zeigt die a.-p.-Ausbreitung des Zervixkarzinoms. Die Zervix ist tonnenförmig aufgetrieben, zentral durch eine Nekrose echofrei. Ihr sitzt haubenartig das Corpus uteri anteflektiert auf. Die Abgrenzung Myometrium–Zervixkarzinom ist zum Teil unscharf. Das Myometrium ist jedoch homogen im Gegensatz zum abgebildeten Karzinomgewebe.

Der Sagittalschnitt eignet sich darüber hinaus zur Klärung der Beziehung zu Blase und Darm. Das Tumorgewebe reicht bis direkt an die hintere Blasenwand, die ödematös aufgetrieben ist.

Eine Infiltration läßt sich jedoch genauso wenig erkennen wie eine solche des Rektums.

Z   Zervix
A   Artefakte
F   Fundus uteri
Ka Karzinom
B   Blase

Zervixkarzinom (FIGO II b): Koronarschnitt

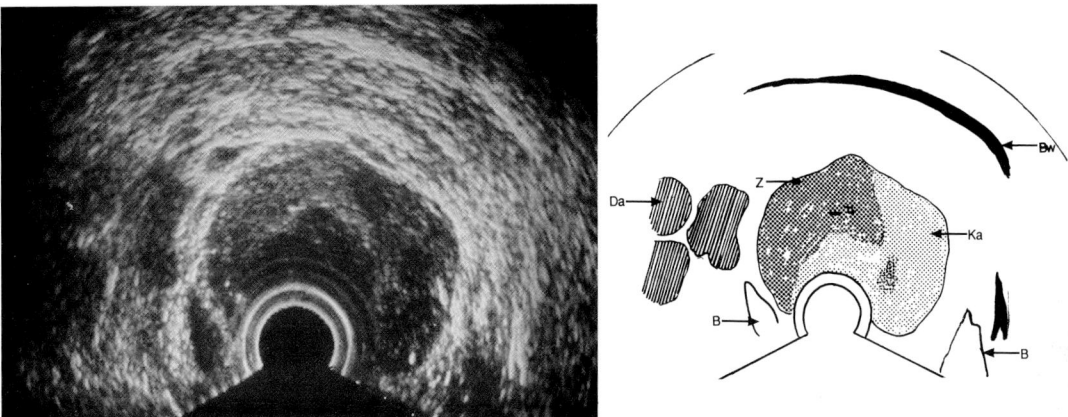

Abb. 45

Der Koronarschnitt eignet sich besonders gut zur Beurteilung der Karzinomausbreitung in die Parametrien. Dabei wird das echoreiche parametrane Gewebe
durch echoarmes Tumorgewebe ersetzt. Zum Teil erscheinen zentrale Tumorab-
schnitte durch Nekrose echoarm. Bedingt durch die Schnittführung sind beidseits
am Tumorrand angeschnittene Teile der Harnblase zu erkennen. Die echoreiche
Beckenwand läßt sich links eindeutig frei abgrenzen. Rechts ist sie von anliegenden
Dünndarmschlingen bedeckt. Zwischen den Darmschlingen (die durch ihre typische Peristaltik während der Untersuchung eindeutig als solche zu identifizieren
sind) und dem Tumor läßt sich eine breite Schicht normalen parametranen Gewebes darstellen.

Da Darm
B   Blase
Z   Zervix
Ka Karzinom
Bw Beckenwand

Endometriumkarzinom

Vaginosonographisch zeigt sich insbesondere beim exophytisch wachsenden Tumor ein hoch aufgebautes Endometrium. Da das Korpuskarzinom vorwiegend in der Postmenopause auftritt, sollte in diesem Alter grundsätzlich eine Abklärung einer Schleimhautproliferation erfolgen, auch wenn klinisch keine Postmenopausenblutung vorliegt. Denn bei Auftreten einer Postmenopausenblutung liegt bereits bei ca. 50% der Fälle ein fortgeschrittenes Endometriumkarzinom vor (Schneider 1987). Die Diagnose kann letztlich nur über eine fraktionierte Abrasio gestellt werden, da keine Aussage über die Dignität des Endometriums möglich ist. Außer einer Entartung kann auch eine Hyperplasie bzw. eine polypöse Veränderung vorliegen. Gerade die Vorstufen bzw. die Anfangsstadien des Endometriumkarzinoms könnten also durch ein vaginosonographisches Screening der Risikopatientinnen im Rahmen der Krebsvorsorge zum Großteil erfaßt werden. Infiltrationen des Myometriums sind vaginosonographisch schwer zu erkennen. Hier liegt die Domäne der Hysterosonographie.

FIGO-Stadien des Endometriumkarzinoms

I: Das Karzinom ist auf das Corpus uteri beschränkt.

Ia: Das Cavum uteri mißt 8 cm oder weniger in seiner größten Ausdehnung.

Ib: Das Cavum uteri mißt mehr als 8 cm in seiner größten Ausdehnung.

II: Das Karzinom ist beschränkt auf den Uterus, breitet sich jedoch vom Korpus ausgehend auf die Zervix aus.

III: Ausdehnung des Karzinoms außerhalb des Uterus, jedoch nicht außerhalb des kleinen Beckens (keine Infiltration der umliegenden Hohlorgane).

IV: Ausdehnung des Karzinoms außerhalb des kleinen Beckens oder offensichtliche Infiltration von Blase oder Rektum. Das Vorhandensein eines bullösen Ödems allein ist nicht ausreichend für die Klassifizierung eines Tumors in Stadium IV.

IVa: Infiltration angrenzender Hohlorgane.

IVb: Fernmetastasen oder über das kleine Becken hinausgehende intraabdominale Karzinomausbreitung.

Endometriumkarzinom in situ

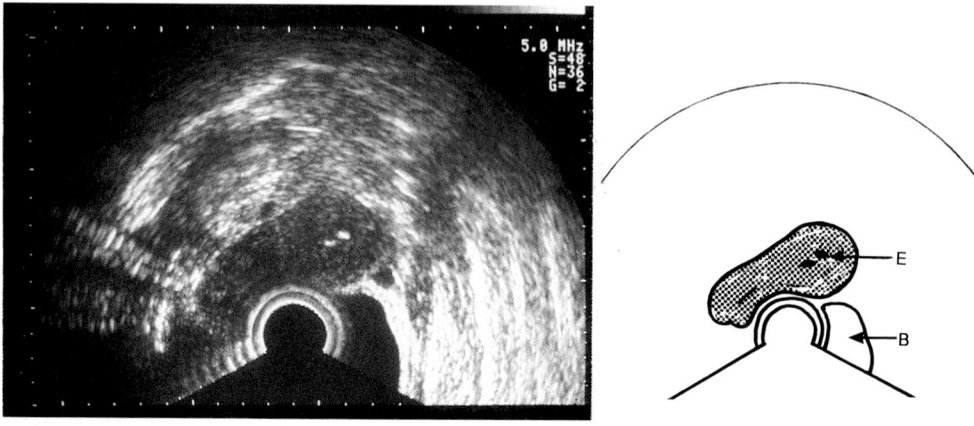

Abb. 46

Ein Carcinoma in situ entgeht dem vaginosonographischen Nachweis immer. Es finden sich lediglich zwei inselartig verbreiterte Endometriumanteile. Bei einem postmenopausalen Uterusbefund sind isolierte Schleimhautverbreiterungen immer verdächtig, wobei meist histologisch eine adenomatöse Hyperplasie gefunden wird. Die adenomatöse Hyperplasie zeigt eine vermehrte Entartungstendenz im Vergleich zu normalem Endometrium.

E Endometrium
B Blase

Endometriumkarzinom: Exophytisches Wachstum

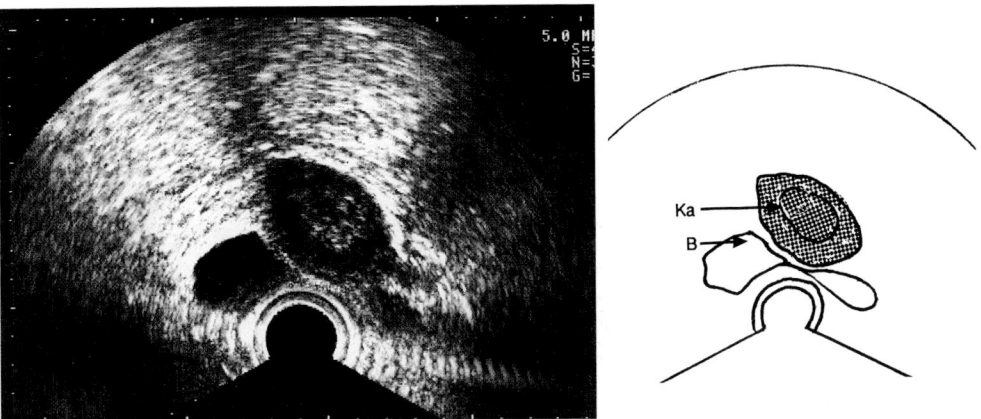

Abb. 47

Exophytisches Karzinomwachstum zeichnet sich durch eine Verbreitung des hellen echodichten Schleimhautsaums aus. Der helle Schleimhautreflex ist im Großteil der Fälle unregelmäßig mit echoarmen, zystischen Einlagerungen. Diese finden sich jedoch auch insbesondere bei der glandulär-zystischen Hyperplasie. Die Begrenzung zum Endometrium ist nicht immer, wie bei fehlender Myometriuminfiltration zu erwarten, scharf. Nicht selten ist eine ausgesprochen schlecht definierte basale Begrenzung – im dargestellten Fall links an der Vorderwand – zu finden. In solchen Fällen kann keine zuverlässige Aussage über eine beginnende myometrale Infiltration gemacht werden.

Entscheidend für die Beurteilung ist zudem das Alter der Patientin (hier 77 Jahre), da bei Frauen in der fortgeschrittenen Sekretionsphase ähnliche Schleimhautformationen gesehen werden können.

Ka Karzinom
B   Blase

Endometriumkarzinom: Beginnende Infiltration in das Myometrium

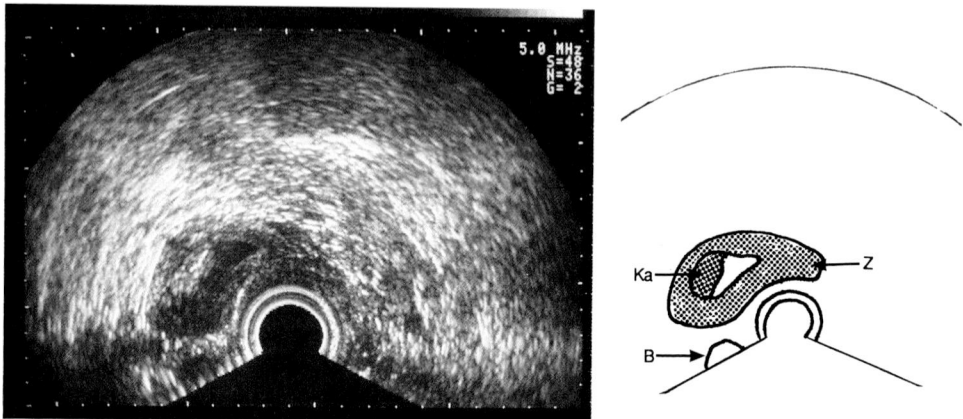

Abb. 48

Der aufgetriebene Uterus zeigt an der Hinterwand eine polsterförmige Schleim-
hautverdickung. Diese erscheint in sich inhomogen. Zum Fundus ist die basale
Begrenzung unscharf, eine zapfenförmige oberflächliche Infiltration ist erkennbar.
Das Kavum ist durch Flüssigkeitsretention aufgetrieben. Trotz des dünnen Endo-
metriumsaums im unteren Korpusanteil muß die Retention als Hinweis auf eine
Ausbreitung des Karzinoms zur Zervix mit Verschluß gewertet werden. Der Befall
der Zervix wurde histologisch bestätigt.

Ka Karzinom
B   Blase
Z   Zervix

Endometriumkarzinom: Infiltration in das Myometrium

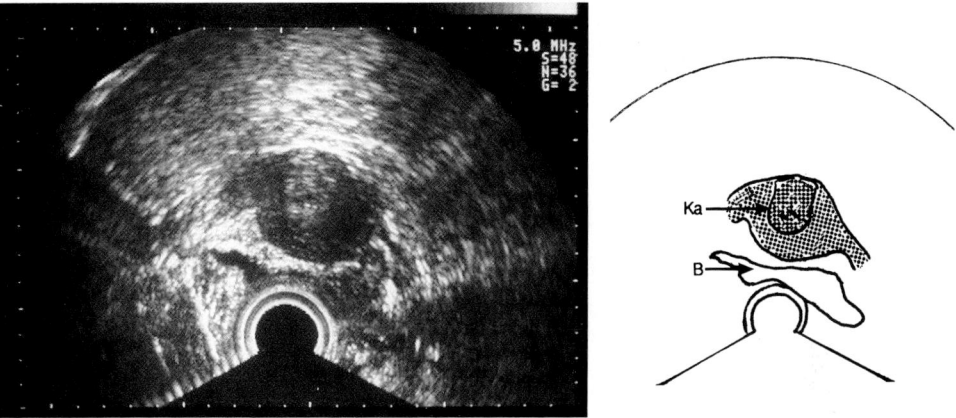

Abb. 49

Der Koronarschnitt zeigt ein irregulär echodichtes Endometrium. Zur Vorderwand hin ist ein breiter Saum gesunden Myometriums erhalten. Die basalen Abschnitte lassen keine scharfe Begrenzung zum Myometrium erkennen. Dies wird als Hinweis auf eine beginnende myometrale Infiltration gewertet. An der Hinterwand setzen sich die echoreichen Strukturen bis zur Serosa hin fort. Sie erscheinen irregulär mit zystischen Einschlüssen. Die histologische Aufarbeitung ergab jedoch nur eine tumoröse Infiltrationstiefe von 4 mm, nicht bis zur Serosa, wie es anhand des Vaginosonogramms zu erwarten wäre.

Ka Karzinom
B   Blase

Endometriumkarzinom:
Infiltration bis in das äußere Drittel des Myometriums

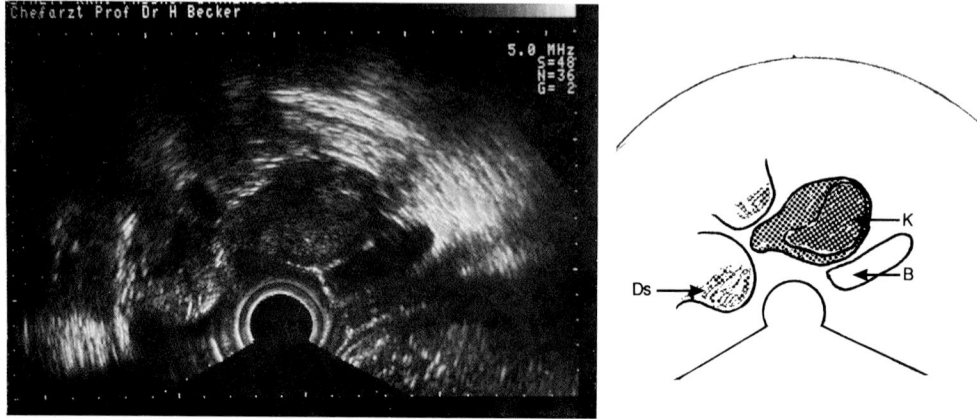

Abb. 50

Der gesamte Uteruskorpus ist aufgetrieben. In den ventralen Abschnitten ist der
Uterus von unregelmäßigen echoreichen Gewebsmassen ausgefüllt, die kavum-
wärts unregelmäßig zerklüftet sind. Nach ventral zu dehnt sich das echoreiche
tumoröse Gewebe bis in das äußere Drittel des Myometriums aus. Fundusnahe
erreicht die Infiltration die Serosa. Die vermutete Ausdehnung wurde histologisch
bestätigt.

Ds Darmschlingen
K   Verkalkung
B   Blase

Endometriumkarzinom mit Darminfiltration
(FIGO IVa)

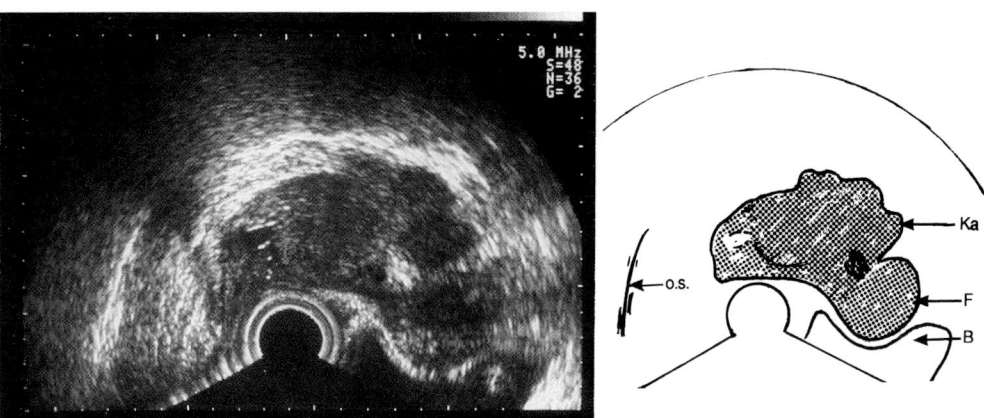

Abb. 51

Organüberschreitendes Tumorwachstum läßt sich vaginosonographisch eindeutig erkennen. Die normale glatte Außenkontur ist dabei aufgehoben und durch eine unregelmäßig geformte Tumormasse ersetzt. Man erkennt bereits in der Zervixregion beginnend mit Ausbreitung nach dorsal vom echoreichen Endometrium eine unregelmäßige Gewebsvermehrung mit inhomogener Struktur, die nach dorsal auf die Sakralhöhle vorwächst. Die vordere Kontur des Uterus und seine Beziehung zur Harnblase sind intakt. Einzelne Strukturen innerhalb der dorsalen Gewebsvermehrung lassen sich nicht abgrenzen, jedoch kann aus der Lokalisation angenommen werden, daß Dickdarm mit dem Tumor verwachsen und infiltriert ist.

o.s. Os sacrum
Ka Karzinom
F Fundus uteri
B Blase

Vaginosonographische Darstellung der Adnexe

Im Koronarschnitt lassen sich die Adnexe meist gut erfassen. Es gelingt dabei nicht immer, beide Adnexe in einer Schnittebene darzustellen. Die Ovarien sind in Abhängigkeit vom Alter und Funktionszustand von unterschiedlicher Größe und Struktur. Während im regenerationsfähigen Alter zyklische Veränderungen mit Sekundär- und Tertiärfollikel dargestellt werden können, findet man in der Postmenopause oft atrophische kleine Ovarien. Manchmal sind sie auch vaginosonographisch nicht abbildbar. Die Darstellung der Tuben ist vaginosonographisch ebenfalls gut möglich. Als echoarme streifige Verbindung zwischen Corpus uteri und Ovarien können sie oftmals über die gesamte Länge verfolgt werden. Da das Tubenostium meist kollabiert ist und den Ovarien anliegt, ist es nur in seltenen Fällen gut sichtbar.

Normale Ovarien

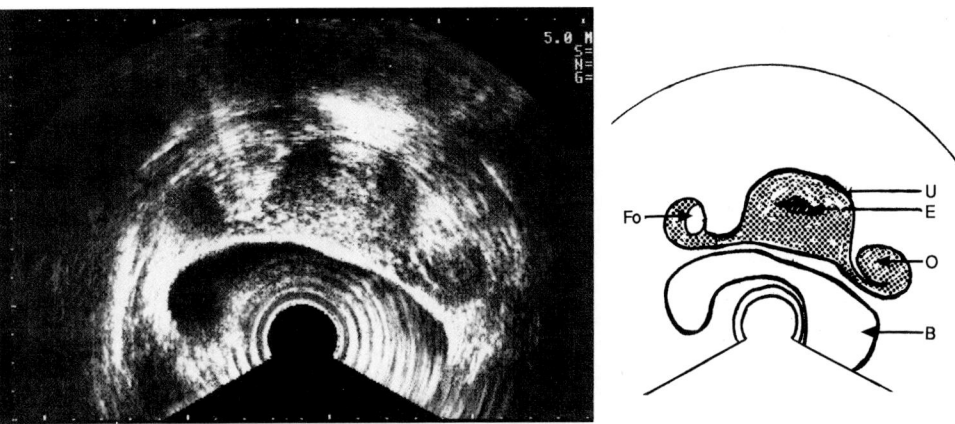

Abb. 52

Als Zeichen einer zyklischen Ovarfunktion findet sich im rechten Eierstock ein Follikel, der von restlichem Ovargewebe umgeben ist. Auch das linke Ovar läßt zentral eine zystische Follikelbildung erkennen. Neben den Ovarien sind Anteile der Tuben abgebildet.

Fo Follikel
U Uterus
E Endometrium
O Ovar
B Blase

Polyzystische Ovarien

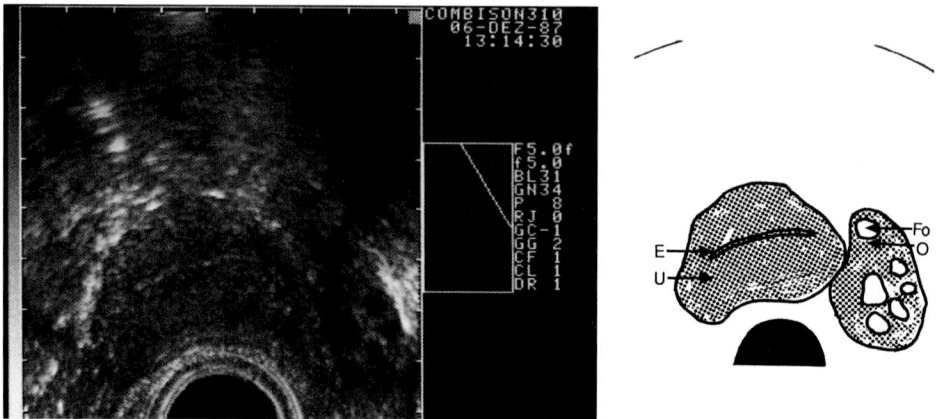

Abb. 53

Es findet sich ein deutlich vergrößertes Ovar mit zahlreichen zystischen Einschlüssen unterschiedlicher Größe. Die einzelnen Zysten sind glatt begrenzt, die Zystenwand kann mehr oder weniger deutlich zur Darstellung kommen. Der Zysteninhalt ist klar.

E Endometrium
U Uterus
Fo Follikel
O Ovar

Follikelstimulation

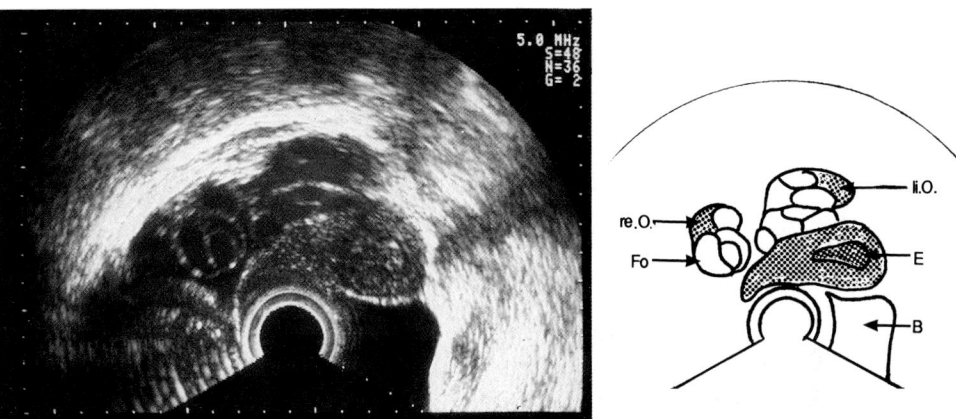

Abb. 54

Durch die medikamentöse Stimulation bedingt kommt es zu einer unphysiologischen multiplen Follikelbildung der Ovarien, die sich dann als polyzystische Strukturen darstellen. Die einzelnen Follikel sind glatt begrenzt. Die Größe schwankt je nach Reifegrad des Follikels. Der Zysteninhalt erscheint klar. Solide Komponenten zwischen den zystischen Strukturen entsprechen dem Restovar.

re.O. Ovar (rechtes)
Fo   Follikel
li.O. Ovar (linkes)
E   Endometrium
B   Blase

Corpus-luteum-Zyste

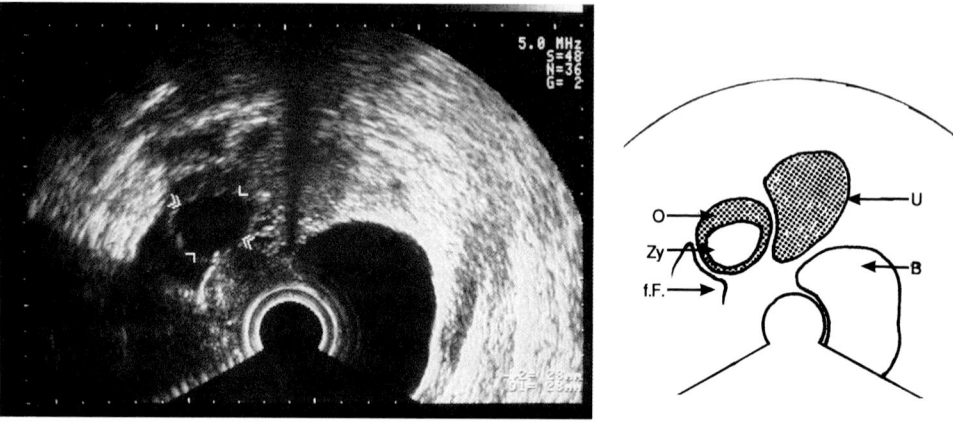

Abb. 55

Das gesamte Ovar erscheint vergrößert. Die Corpus-luteum-Zyste ist als echofreies zystisches Gebilde abzugrenzen, das nicht selten eine kapselartige Randbegrenzung erkennen läßt. Der Zysteninhalt ist klar, wenn keine Einblutung in die Zyste vorliegt. Das Restovar ist an die dorsalen Anteile der Zyste verdrängt. Zum Douglas-Raum hin findet sich eine kleine Menge freier Flüssigkeit. Mit Hilfe der Vaginosonographie können schon kleinste Mengen Flüssigkeit im Douglas-Raum ab ca. 20 ml diagnostiziert werden.

O   Ovar
Zy   Zyste
f.F.   freie Flüssigkeit
U   Uterus
B   Blase

Corpus-luteum-Zyste

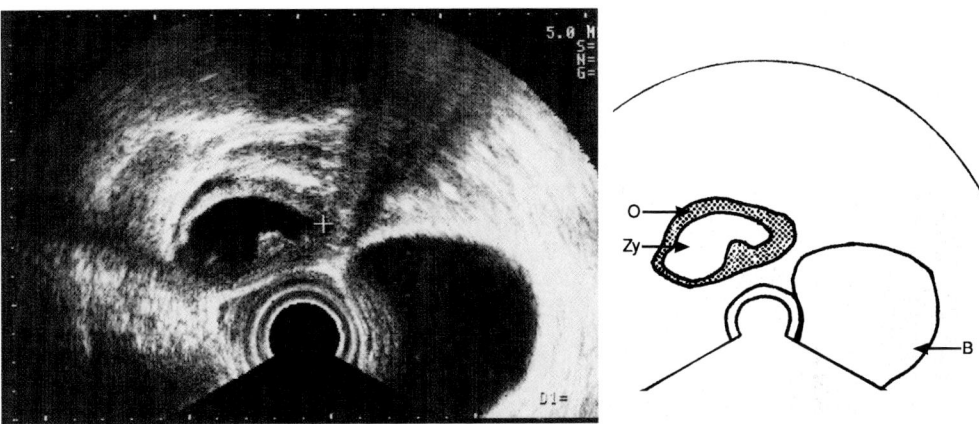

Abb. 56

Nicht immer sind Corpus-luteum-Zysten glatt begrenzt. Es können sich auch solide Anteile an der inneren Zystenwand finden. Diese sind jedoch glatt begrenzt. Vereinzelt kann man auch Teile des Restovars als solide Bezirke in die Zyste hineinragen sehen.

O Ovar
Zy Zyste
B Blase

Corpus-luteum-Zyste

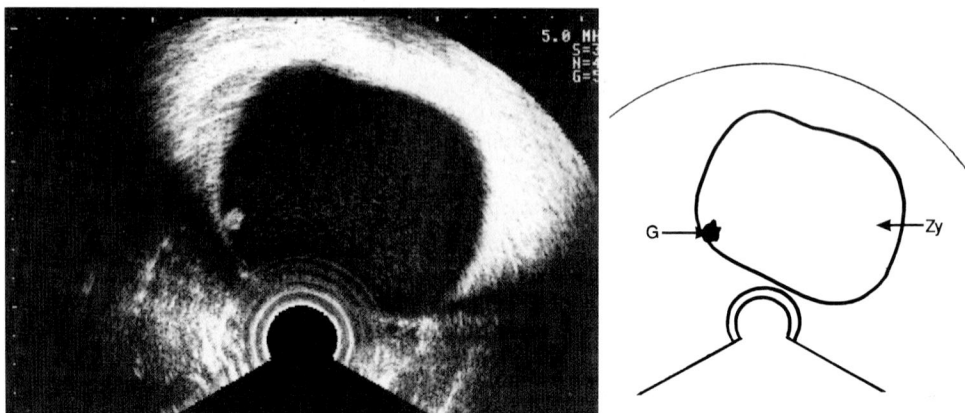

Abb. 57

Corpus-luteum-Zysten können eine erhebliche Größe erreichen. Die Artdiagnose kann dann vaginosonographisch nur mehr vermutet werden. Zu achten ist bei großen Zysten insbesondere auf Veränderungen des Zysteninhalts sowie Unregelmäßigkeiten der Wanddicke. Unregelmäßige Gewebsvermehrungen sind als Malignitätskriterium zu werten, wobei isolierte kleine solide Abschnitte auch bei benignen Corpus-luteum-Zysten zu finden sind.

Zy *Zyste*
G   solider Gewebsanteil

Serosaeinschlußzyste des Ovars

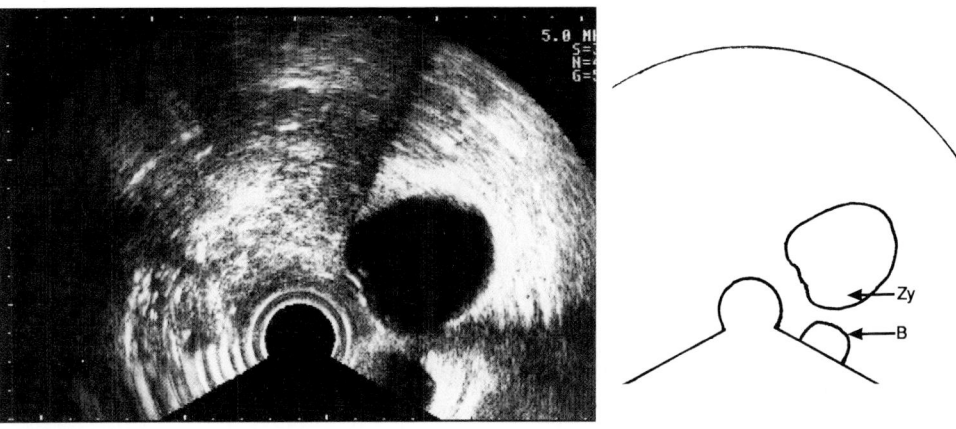

Abb. 58

Vaginosonographisch kann lediglich die Diagnose einer zystischen Veränderung des Ovars gestellt werden. Bestimmt werden können die Zystengröße sowie die Wandkontur, die in weiten Abschnitten glatt, schallkopfnahe wellig erscheint. In der Zyste selbst lassen sich keine Inhomogenitäten erkennen. Aus diesen Gründen kann vaginosonographisch die Verdachtsdiagnose einer benignen Zyste gestellt werden. Die Diagnose einer Serosaeinschlußzyste ist nur histologisch möglich.

NB: Diese Zysten können ultraschallgeführt problemlos durch die Scheide abpunktiert und der Inhalt zytologisch untersucht werden.

Zy Zyste
B Blase

Ovarialzyste

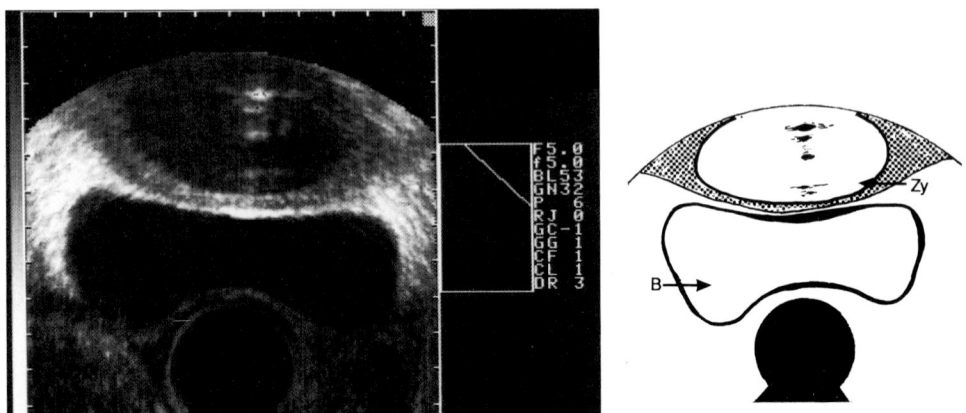

Abb. 59

Der Koronarschnitt zeigt vor der Harnblase einen zystischen Ovarialtumor, der von der glatt begrenzten Harnblase gut unterschieden werden kann. Die vorderen Anteile des zystischen Ovarialtumors sind glatt begrenzt. Nach lateral hin verdickt sich die Wand homogen. Vom oberen Bildrand her läßt sich eine solide, unterschiedlich echodichte Struktur innerhalb der Zyste erkennen, wobei die hinteren Abschnitte des Ovarialtumors nicht vollständig erfaßt werden können (trotz 5-MHz-Scanner). Dies erweist sich als Nachteil der VS bei großen Ovarialprozessen, bei denen eine Ergänzung mit perkutaner Ultraschalluntersuchung notwendig ist.

Zy Zyste
B   Blase

Ovarialkarzinom

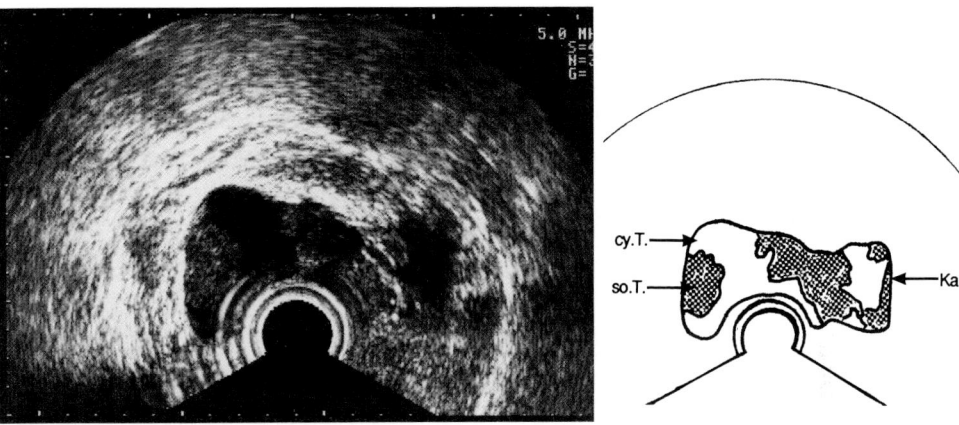

Abb. 60

Typisch für malignes Wachstum eines Ovarialtumors sind unregelmäßig geformte solide Gewebsanteile, die innerhalb der zystischen Strukturen zu finden sind. Dabei kann der solide Anteil stellenweise sogar vorherrschen. Das Beispiel zeigt einen ventral schlecht abgrenzbaren zystischen Tumor, der an zwei Bezirken größere solide Gewebsmassen erkennen läßt. Als sekundäres Zeichen für Malignität ist die hinter dem Uterus erkennbare Aszitesbildung zu werten.

cy.T. zystischer Teil
so.T. solider Teil
Ka Karzinom

Rezidivdiagnostik

Die Vaginosonographie eignet sich auch gut als Screeningmethode in der Diagnostik des Lokalrezidivs gynäkologischer Tumoren.

Dabei bereitet die Differenzierung zwischen Rezidiv und postoperativer Narbenbildung oft erhebliche Schwierigkeiten. Deshalb ist die Verlaufsbeobachtung ein wesentlicher Bestandteil der sonographischen Tumornachsorge. Durch exakte Dokumentation von Zunahme oder Konstanz der Befunde läßt sich am ehesten entscheiden, ob es sich um ein Rezidiv oder lediglich eine Narbe handelt.

Lokalrezidiv nach Wertheim-Operation mit breiter Blaseninfiltration

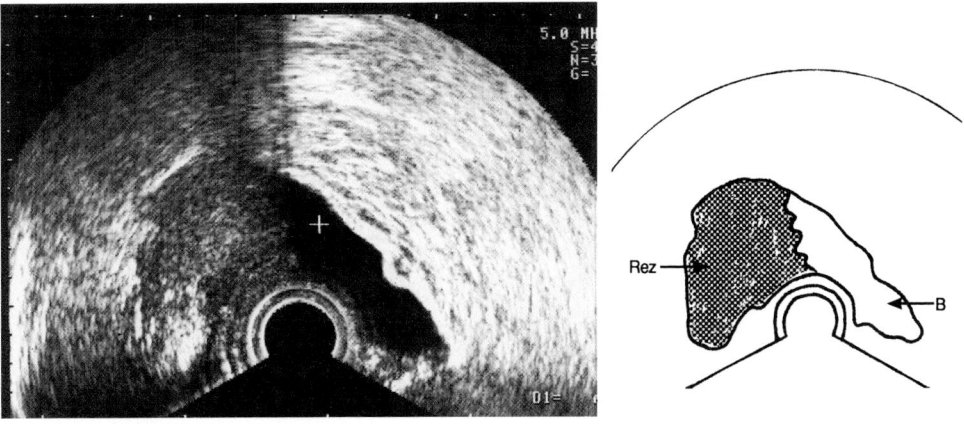

Abb. 61

Der Sagittalschnitt zeigt am Scheidenabschluß eine ausgedehnte Raumforderung, die zu einer breitbasigen Destruktion der hinteren Blasenwand geführt hat.

Das Rezidiv wächst direkt in das Blasenlumen vor. Die Rezidivoberfläche ist höckerig. In den dorsalen Abschnitten des Rezidivs lassen sich echoarme Abschnitte als Zeichen nekrotischer Veränderungen erkennen.

Rez Rezidiv
B Blase

Lokalrezidiv eines Endometriumkarzinoms

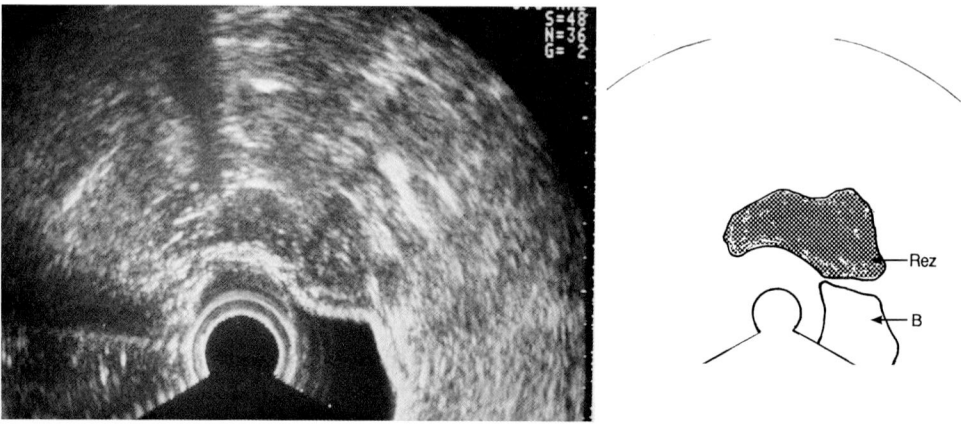

Abb. 62

Am Scheidenabschluß findet sich bei Zustand nach Hysterektomie und Adnektomie wegen eines Endometriumkarzinoms eine echoarme, unregelmäßig konfigurierte Gewebsvermehrung. In den ventralen Abschnitten ist die Binnenstruktur inhomogen. Die Hinterwand der Blase ist intakt, so daß eine direkte Infiltration durch das Rezidiv ausgeschlossen werden kann.

Rez   Rezidiv
B   Blase

Beckenwandrezidiv nach Radiatio bei einem Collumkarzinom
(FIGO III a)

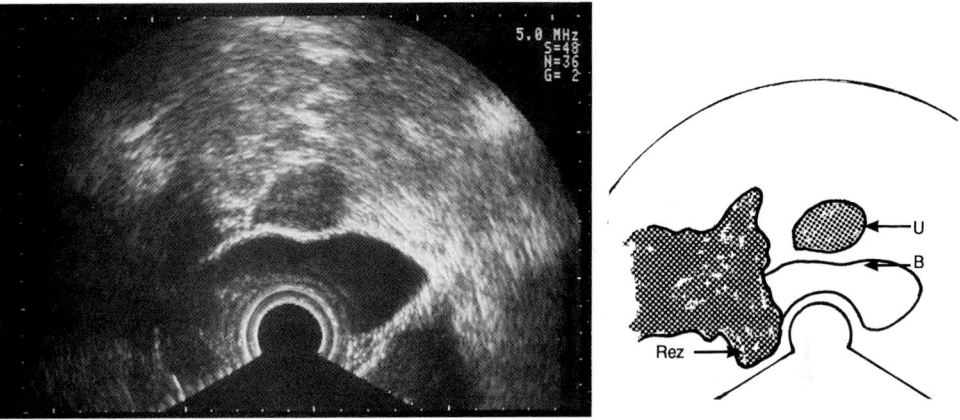

Abb. 63

Beckenwandrezidive haben vaginosonographisch das gleiche Aussehen wie diejeni-
gen am Scheidenabschluß. Das Echomuster ist auch hier relativ schallarm. Im
Koronarschnitt zeigt sich eine der rechten Beckenwand breitbasig aufsitzende Gewebsvermehrung. Dabei ist der gesamte parametrane Raum ausgefüllt. Die Begrenzung ist unscharf, zum Teil erkennt man zapfenartige Tumorausläufer, die von
der Haupttumormasse nach vorn und hinten ziehen. Das Rezidivgewebe breitet
sich darüber hinaus nach medial bis zur Blase aus, deren rechte Wand nicht vom
Rezidiv zu trennen ist. Es muß somit eine Blaseninfiltration angenommen werden.

Rez   Rezidiv
B   Blase
U   Uterus

Lokalrezidiv bei operiertem Ovarialkarzinom

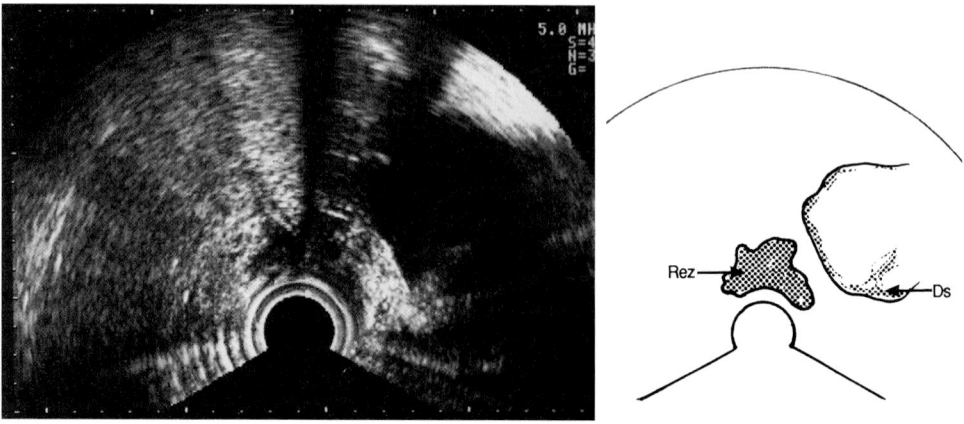

Abb. 64

Am Scheidenabschluß zeigt sich eine echoarme, unscharf begrenzte Gewebsvermehrung, die radiäre Ausläufer in die Peripherie erkennen läßt. Typisch für Rezidivtumoren sind die relativ echoarme Struktur, die unterschiedliche Form und bei Verlaufskontrollen die Größenzunahme.

Das vaginosonographische Bild gestattet dabei keinen Rückschluß auf das histologische Bild, jedoch ist aufgrund der Anamnese die vorausgegangene Tumorerkrankung bekannt, womit der Primärtumor feststeht. Dagegen erlaubt die VS wichtige Aussagen über Vorhandensein und Größe des Rezidivtumors sowie seiner Beziehung zur Blase bzw. zum Rektum.

Rez Rezidiv
Ds Darmschlinge

Metastase des rechten Ovars

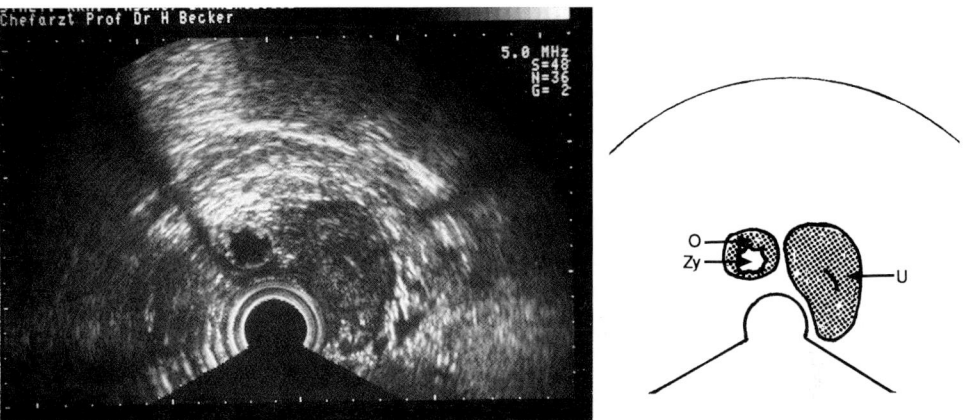

Abb. 65

Metastasen in die Ovarien sind nicht selten zu beobachten. Das Beispiel zeigt eine 2,5 cm große zystisch-solide Metastase eines Adenokarzinoms des Magens in das rechte Ovar. Im Gegensatz zu einfachen Zysten ist die Wand der Metastase unregelmäßig und abschnittsweise verdickt mit Gewebsvermehrungen zur Zysteninnenfläche.

Auch hier ist rein formal eine Unterscheidung von einem primären Ovarialkarzinom vaginosonographisch nicht möglich.

O   Ovar
Zy Zyste
U   Uterus

Das vaginosonographische Bild entzündlicher Erkrankungen

Infektionen bzw. Entzündungen des äußeren Genitales sind dem Auge zugänglich und daher am klinischen Bild der Rötung und Schwellung, des brennenden Schmerzes sowie einem evtl. auftretenden Juckreiz leicht erkennbar. Entzündliche Erkrankungen des inneren Genitales und des kleinen Beckens entziehen sich der „Blickdiagnose" und bereiten daher bedeutend mehr diagnostische Schwierigkeiten.

Die Vaginosonographie kann neben Anamnese, gynäkologischer Untersuchung und Laboruntersuchungen einen Beitrag zur Erkennung intraabdominaler Genitalinfektionen und ihrer Folgezustände leisten.

Die Endometritis findet sich meist nur als Übergangsstadium zur Adnexitis und ist sonographisch lediglich dann darstellbar, wenn eine Flüssigkeitsretention auftritt. Besonders bei der Endometritis senilis findet sich häufiger eine Pyometra, der nicht selten ein Korpuskarzinom zugrunde liegt.

Bedeutend öfter (bei ca. 1% aller Frauen zwischen 15 und 25 Jahren) ist der Gynäkologe mit einer Adnexitis konfrontiert.

Da die Vaginosonographie eine gute Darstellung der Adnexe erlaubt, können die Zeichen einer akuten Adnexentzündung wie Schwellung und Exsudation beobachtet werden. Geht die Erkrankung in eine subakute bzw. chronische Verlaufsform über, ist die sonographische Diagnostik erheblich schwieriger (Hansmann et al. 1985). Selbstverständlich stellen sich verschlossene Tuben mit Flüssigkeitsretention (Pyosalpinx) gut dar. Abszedierungen, insbesondere Tuboovarialabszesse, werden jedoch häufig mit Ovarialtumoren verwechselt. Deshalb müssen die sonographisch erhobenen Befunde im Gesamtzusammenhang mit der klinischen Symptomatik und anderen Untersuchungen gesehen und dürfen keinesfalls isoliert betrachtet werden.

Akute Adnexitis rechts

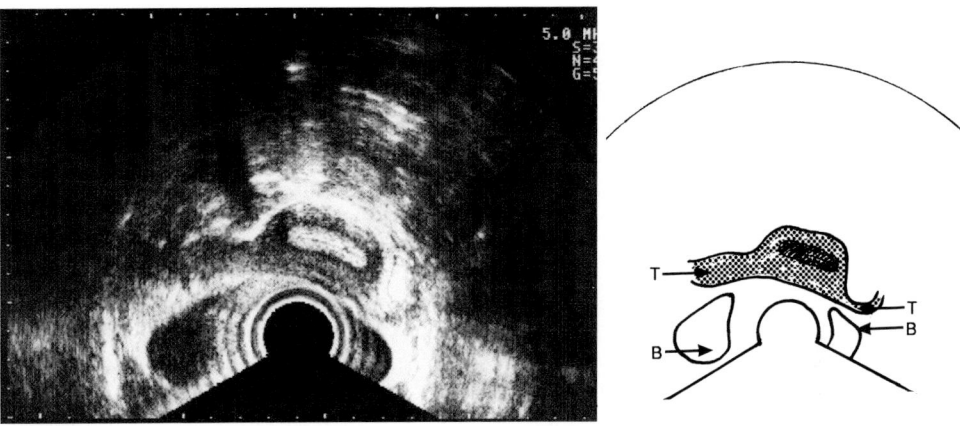

Abb. 66

Deutlich sichtbar sind im Koronarschnitt der Uterus mit dem hoch aufgebauten Endometrium sowie die Tubenabgänge. Während die rechte Tube mit einer Dicke von ca. 10 mm deutlich verbreitert erscheint, ist die linke Tube schlank und unauffällig.

Das Bild paßte zur klinischen Symptomatik der Patientin mit akuten Unterbauchschmerzen rechts.

Die Laparoskopie bestätigte den sonographischen Befund.

T Tube
B Blase

Adnexitis: Freie Flüssigkeit im Douglas-Raum

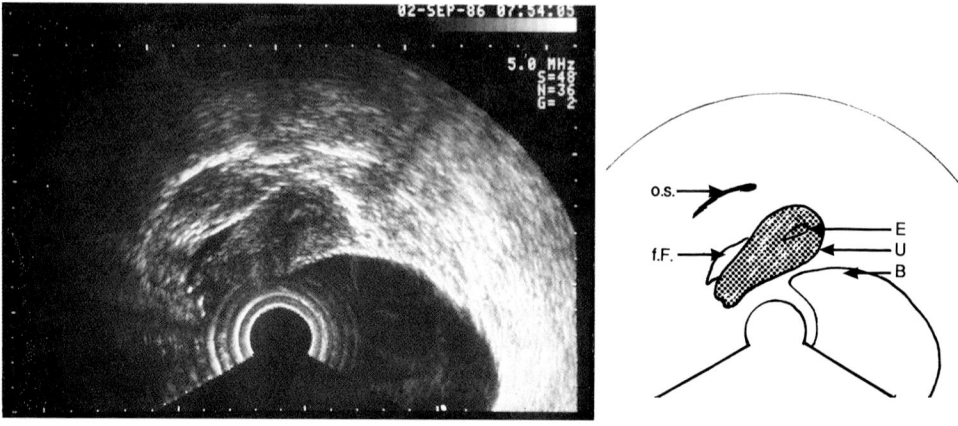

Abb. 67

Als zusätzliches Zeichen einer entzündlichen Adnexreaktion kann man bei einem
Teil der Patientinnen geringe Mengen freier Flüssigkeit im Douglas-Raum finden.
Es zeigt sich dabei ein echofreier Saum zwischen Uterushinterwand und vorderer
Rektumbegrenzung.

o.s.   Os sacrum
f.F.   freie Flüssigkeit
E   Endometrium
U   Uterus
B   Blase

Folgezustand einer chronischen Adnexitis: Saktosalpinx

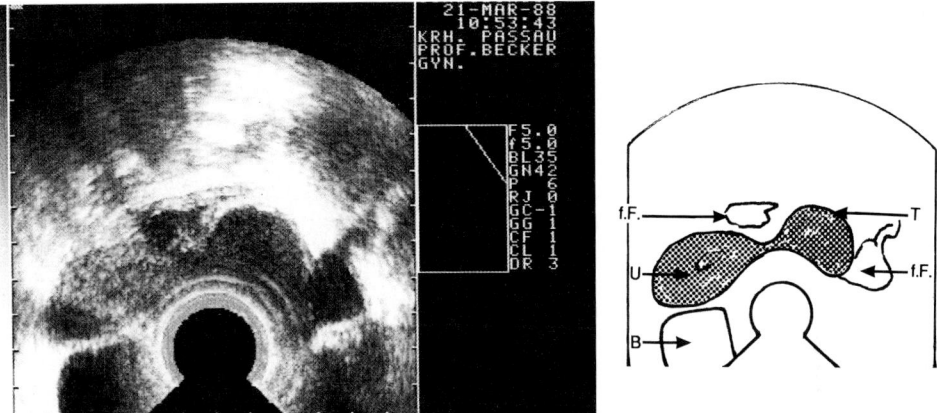

Abb. 68

Massive Adnexentzündungen führen häufig zur Verklebung des Fimbrientrichters im Sinne einer Saktosalpinx. Der Tubeninhalt (Blut, Eiter, Exsudat) treibt das Tubenlumen dadurch ballonförmig auf, so daß sonographisch eine Resistenz neben dem Uterus sichtbar wird. Während der Uterus an seiner typischen Endometriumstruktur erkenntlich ist, erkennt man in der Tube je nach Inhalt unterschiedlich echoreiche bzw. echoarme Reflexmuster. Nicht selten findet man, wie im obigen Bild, freie Flüssigkeit um die Tube im kleinen Becken als Zeichen der entzündlichen Reaktion.

f.F freie Flüssigkeit
U   Uterus
B   Blase
T   Tube

Hysterosonographie

Unter Hysterosonographie (HS) versteht man die endosonographische Darstellung des Uterus.

Prinzip

Zur HS wird ein stabförmiger Scanner mit einem scheibchenförmigen Schallkopf an der Spitze in das Cavum uteri eingeführt (Abb. 69).

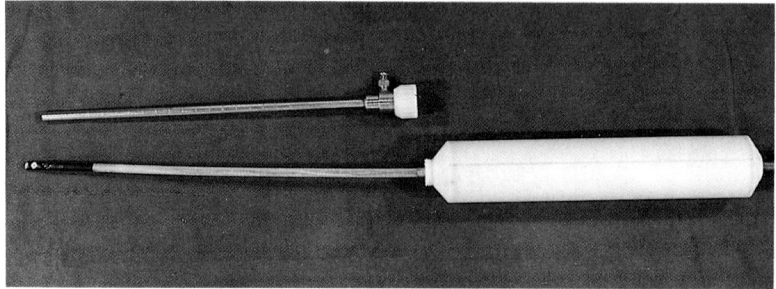

Abb. 69
Hysterosonographiesonde mit überstülpbarer Schutzhülle

Der Schallkopf rotiert, wodurch Transversalschnitte des Uterus im B-Mode in der entsprechenden Einführtiefe entstehen.

Mit Hilfe einer konusartigen Vorrichtung, die über den mit einer Schutzhülle versehenen Scanner gestülpt wird und verschieblich ist, kann die Cervix uteri abgedichtet werden. Damit verhindert man ein Ablaufen der Kochsalzlösung der Wasservorlaufstrecke über den Zervikalkanal. Eine Halterung, die am Konus angebracht ist, erlaubt das Einhängen der an der Portio befestigten Kugelzangen.

Untersuchungsbedingungen

Die HS kann nur in Narkose durchgeführt werden, da eine Einführung des Schallkopfs in den zuvor aufdilatierten Uterus nötig ist. In den meisten Fällen erfolgt eine kurzzeitige Vollnarkose. Spinalanästhesie und Parazervikalblock sind jedoch ebenso geeignet, eine ausreichende Anästhesie zu gewährleisten.

Sinnvoll ist die Kombination von Abrasio und HS im Falle einer Primärdiagnostik. Bei bekanntem Collum- bzw. Korpuskarzinom, das einer primären Strahlentherapie zugeführt wird, kann die HS ohne wesentlichen zeitlichen Mehraufwand direkt vor der intrakavitären Einlage durchgeführt werden.

Für die Durchführung der HS werden etwa 3–5 min benötigt. Nachdem der Zervikalkanal bis Hegar 8 aufdilatiert wurde, wird der Scanner maximal weit in das Cavum uteri eingeführt und über einen Bypass physiologische Kochsalzlösung als Wasservorlaufstrecke instilliert. Bei einem normal großen Uterus sind 4–6 ml Flüssigkeit zur Ankoppelung ausreichend. Der Druck der Injektion sollte so gewählt werden, daß ohne spezielle Maßnahmen gerade keine Flüssigkeit neben der Sonde aus dem Zervikalkanal austritt. Im allgemeinen ist das Cavum uteri dann ausreichend entfaltet.

Die Sonde wird nun kontinuierlich zurückgezogen, wobei zur Dokumentation Bilder in 0,5-cm-Abständen angefertigt werden. Noch günstiger ist die Dokumentation auf Video, wobei eine kontinuierliche Aufzeichnung der Schnittbilder erfolgt. Die Eindringtiefe der Sonde wird an einer Skala auf der Schutzhülle – bezogen auf den äußeren Muttermund – abgelesen (Abb. 70).

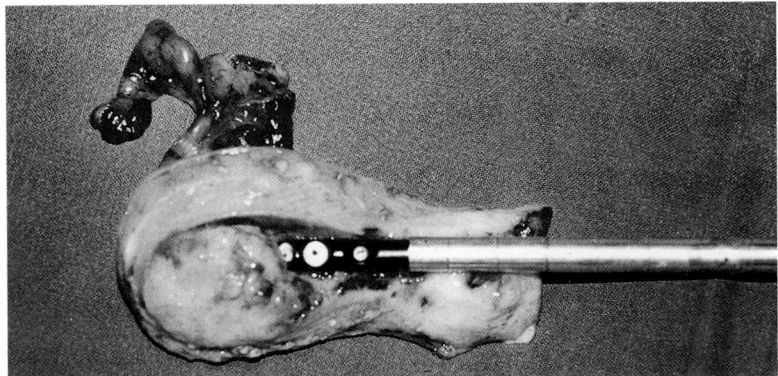

Abb. 70
Längsschnitt durch einen Uterus (mit Korpuskarzinom) sowie der positionierten Sonde

Dokumentation

Die analoge Dokumentation hysterosonographischer Befunde ist notwendig. Der Abstand zwischen den einzelnen Schnittebenen sollte nicht größer als 0,5 cm sein. Die Aufnahmen werden der Reihe nach dokumentiert und beschriftet. Als günstig hat sich die 1:1-Darstellung bewährt. Wenn möglich sollte ein Maßstab in der x- und y-Achse eingeblendet sein. Bei sehr großen Uteri ist eine entsprechende Verkleinerung zu wählen, um die gesamte Uterusaußenkontur erfassen zu können.

Für die digitale Weiterverarbeitung kann ein Videoausgang oder, falls am Gerät vorhanden, ein digitaler Ausgang verwendet werden. Voraussetzung dabei ist eine konstante Einstellung der Aufnahmeparameter.

Gerätetechnische Voraussetzungen

Schallkopf

Der verwendete Schallkopf sollte eine Frequenz von 5, 7,5 und 10 MHz aufweisen. Mit steigender Frequenz nimmt das Auflösungsvermögen zu und die Eindringtiefe ab. Eine optimale Beurteilung des Endometriums ist mit 10-MHz-Sonden möglich (Abb. 71–73).

Es hat sich gezeigt, daß mit einer 7,5-MHz-Sonde Aussagen bis zu einer Entfernung von 3,5 cm von der Sonde möglich sind. Bei vergrößerten Uteri ist deshalb zusätzlich die Anwendung von 5 MHz zu empfehlen, da dann auch die lateralen Abschnitte, wenn auch mit einer geringeren Auflösung, dargestellt werden können.

Die Schallwellenabstrahlung der Schallsonden beträgt normalerweise 90°, so daß Querschnittbilder des Uterus erzeugt werden. Zur Darstellung des Fundus sind zusätzliche Maßnahmen erforderlich: zum einen eine Schallabstrahlung nach vorn (meist 45° in antegrader Richtung) zum anderen die mechanische Verlagerung der Achse des Scanners während der Untersuchung. Dabei hat sich gezeigt, daß eine Verlagerung der Achse bis 30° ohne unphysiologischen Kraftaufwand möglich ist.

Die Schutzhülle um den rotierenden Scanner dient zum Schutz des Uterus vor mechanischen Läsionen und zur Gewährleistung des Bypasses für die Wasservorlaufstrecke. Als günstig hat sich eine Schutzhülle erwiesen, die an der Spitze den Scanner frei im Kavum rotieren läßt.

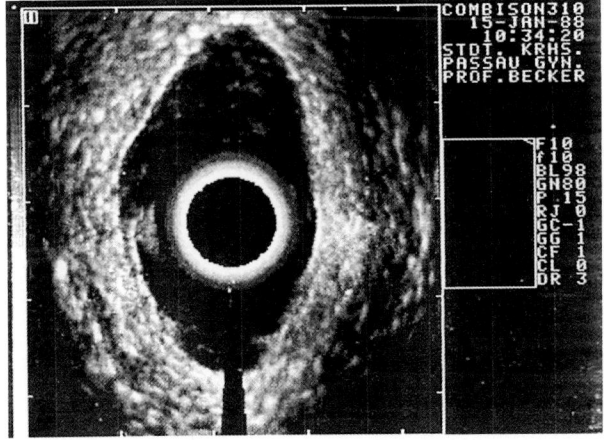

Abb. 71
Darstellung eines unauffälligen Endometriums mit der 10-MHz-Sonde

Die Desinfektion des Scanners muß an den Teilen, die steril sein müssen, nach mechanischer Reinigung (*Cave:* Verletzung der Oberfläche des Schallkopfs) nach den Vorschriften des Herstellers durchgeführt werden.

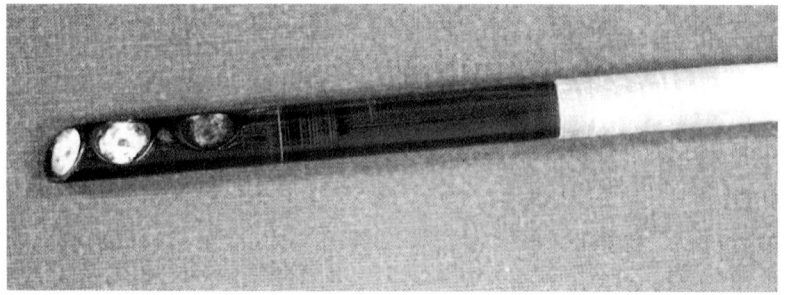

Abb. 72
Die drei Sonden (45°/7,5 MHz, 90°/7,5 MHz, 90°/10 MHz) an der Spitze des Intrauterinscanners der Fa. Kretz-Technik

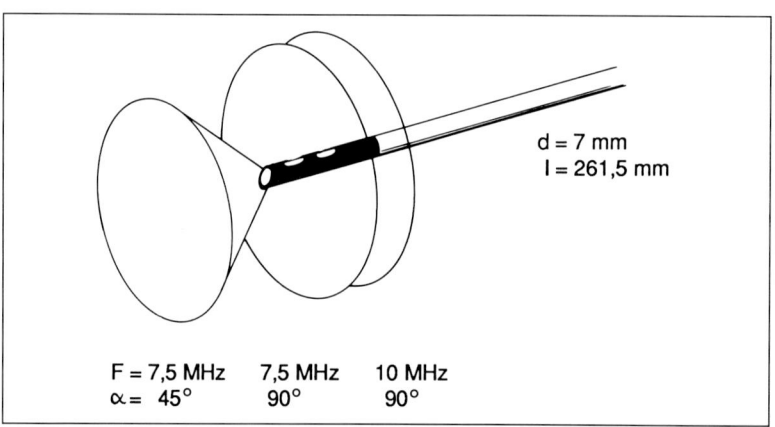

Abb. 73
Schematische Darstellung der Abstrahlrichtung der verschiedenen Sonden des Intrauterinscanners der Fa. Kretz-Technik

Bildwinkel: 360°
Schallfrequenz: 7,5 MHz, 10 MHz
Auflösung: lateral und axial besser als 0,8 mm im Fokusbereich
Schallintensität: ca. 0,4 mW/cm² (SPTA „in situ")
Gesamtlänge: ca. 510 mm
Schaftlänge: 261,5 mm
Schaftdurchmesser: 7 mm
Griffdurchmesser: ca. 40 mm
Sicherheitsprüfung: gemäß VDE und IEC, Anforderungen Type CF werden erfüllt
Sterilisation: Scanner und Kabel mit Cidex mind. 60 min, maximal 90 min. Gassterilisierbar, max. 50 °C, drucklos

Orientierung

Hysterosonographische Aufnahmen werden wie CT-Bilder mit Body-Einstellung betrachtet, d. h. der Untersucher blickt von unten auf den entsprechenden Querschnitt, so daß dieselbe Orientierung vorliegt, wie sie bei der Patientin in Steinschnittlage vom Untersucher angetroffen wird (Abb. 74).

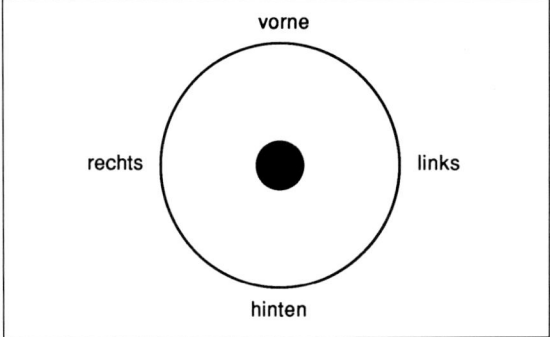

Abb. 74
Schematische Orientierungshilfe für hysterosonographische Bilder. Zentral liegt der Scanner. Der Kreis soll die äußere Begrenzung des Uterus darstellen

Komplikationen und Kontraindikationen

Komplikationsmöglichkeiten

– Lokale Verletzungen von Endometrium und Myometrium,
– Perforation,
– Infektion.

Kontraindikationen

– Gravidität,
– akute Entzündungen des Uterus und der Adnexe,
– Unmöglichkeit, den Zervikalkanal zu sondieren.

Hysterosonographische Darstellung der Gebärmutter

Aussagemöglichkeiten der HS

Die HS erlaubt die Darstellung der makroskopischen Feinstruktur des Uterus.
Folgende Strukturen können abgegrenzt werden:
- Cavum uteri,
- Endometrium,
- Myometrium,
- Serosa.

Neben normalen anatomischen Gegebenheiten können makroskopische pathologische Veränderungen erfaßt werden.

Abbildungsqualität

Bei entsprechenden technischen Voraussetzungen und entsprechender Erfahrung
des Untersuchers sind bei 80% der Schnittbilder gute, bei 18% befriedigende (d. h.
alle Strukturen sind für eine Diagnose ausreichend dargestellt) und nur bei 2%
schlechte (d. h. ohne ausreichende Information) Ergebnisse zu erreichen.

Größenverhältnisse

Durch direkten Vergleich hysterosonographischer Bilder mit makroskopischen
Präparatschnitten in gleicher Höhe wurde eine exakte Korrelation (Korrelations-
koeffizient > 0,9) festgestellt bezüglich

- Durchmesser von Zervix, Korpus und Fundus,
- Dicke des Myometriums,
- Breite des Cavum uteri,
- Länge des Cavum uteri.

Die Hysterosonographie erlaubt keine Aussage über die

Dignität

eines Gewebes. Eine

histologische Abklärung

ist in jedem Fall nötig und kann durch sie nicht

ersetzt werden.

Normalbefunde

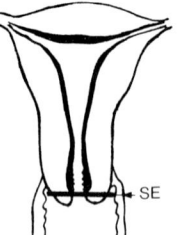

Portio

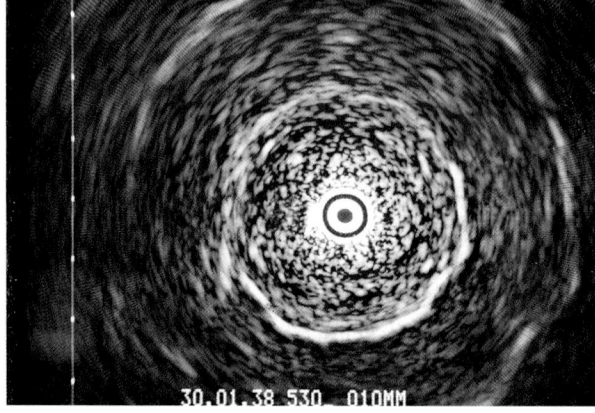

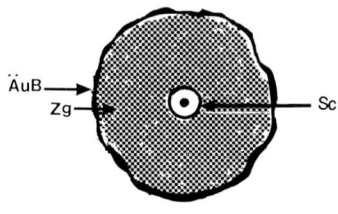

Abb. 75

Typisch ist die runde äußere Begrenzung der Zervix. Sie erscheint echoreich. Das Zervixgewebe ist homogen von mittlerer Signalintensität. Der Zervikalkanal liegt der Sonde direkt an, so daß aufgrund des Nahbereichs der Schallsonde über die Schleimhaut keine Aussage gemacht werden kann.

ÄuB Äußere Begrenzung
Zg   Zervixgewebe
Sc   Scanner
SE   Schnittebene

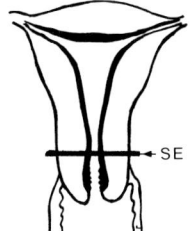

Zervix: Höhe des inneren Muttermunds

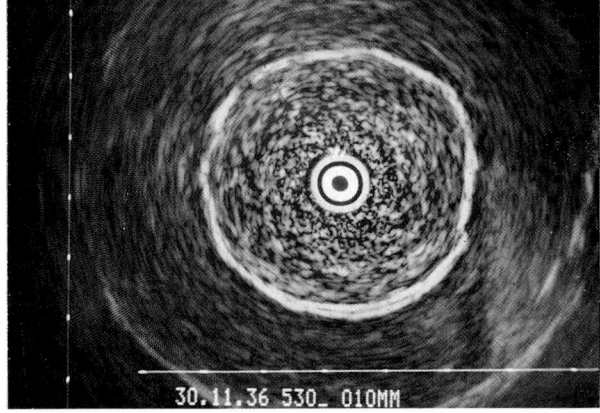

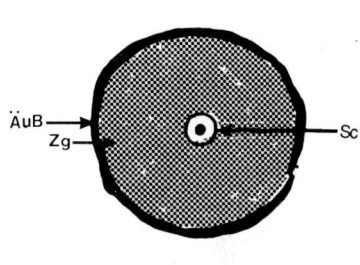

Abb. 76

Der Durchmesser der runden Zervix kann nach kranial gering zunehmen. Der innere Muttermund liegt der Schallsonde eng an. Bei der Plazierung des Scanners muß dadurch ein vermehrter Widerstand überwunden werden, der die genaue Lokalisation gestattet.

Im Vergleich zu gesunden Myometrien erscheint Zervixgewebe bei identischer Geräteeinstellung etwas echoärmer (analog zu MR-Befunden, wo Zervixgewebe durch den vermehrten Bindegewebsreichtum signalärmer als Myometrium ist).

ÄuB Äußere Begrenzung
Zg Zervixgewebe
Sc Scanner
SE Schnittebene

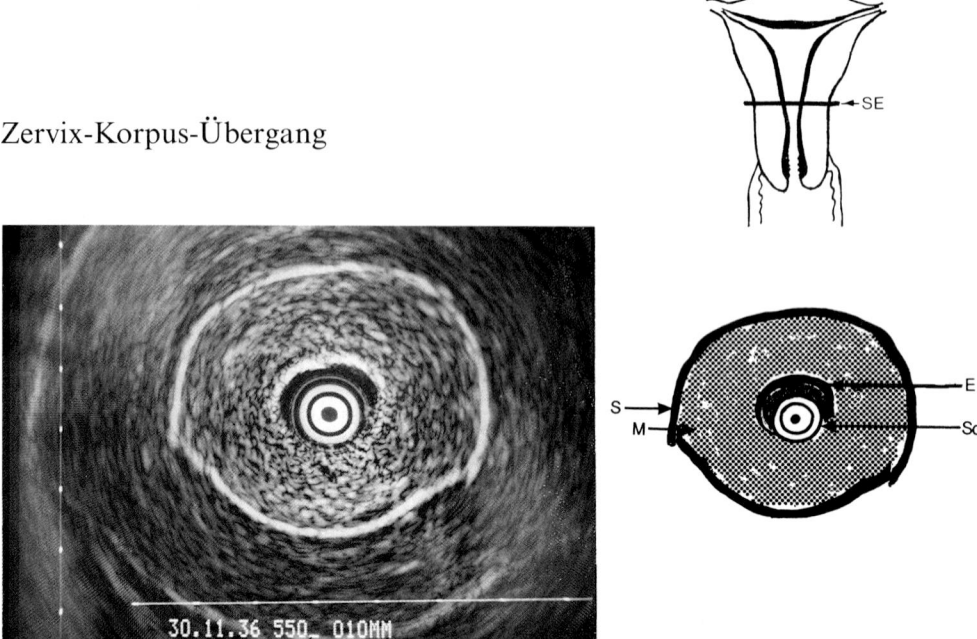

Zervix-Korpus-Übergang

Abb. 77

Die runde Kontur der Zervix geht in die ovale Kontur der Korpusregion über. Die Serosa als echoreiche Struktur zeichnet sich deutlich als äußere Begrenzung ab. Das Myometrium ist homogen. Zentral im Kavum uteri liegt die Schallsonde. Normalerweise erscheint das Cavum uteri echoleer. Es wird von der Zervix zum Fundus geräumiger, wobei die äußere Begrenzung vom Endometrium gebildet wird, einer echoreichen Schicht, die sich in Abhängigkeit vom Funktionszustand verschieden hoch darstellt.

S   Serosa
M   Myometrium
E   Endometrium
Sc Scanner
SE Schnittebene

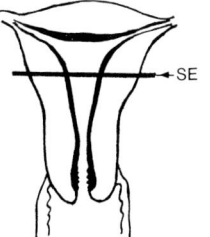

Korpusmitte

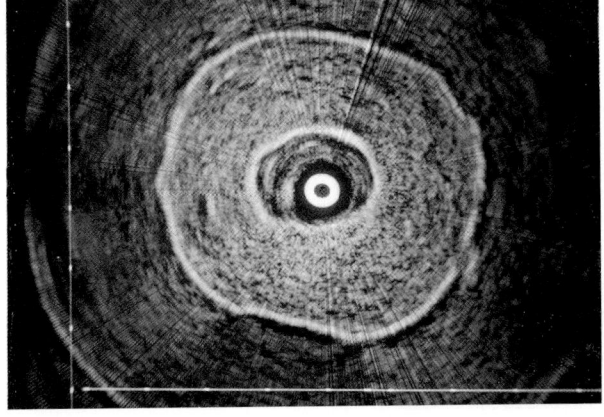

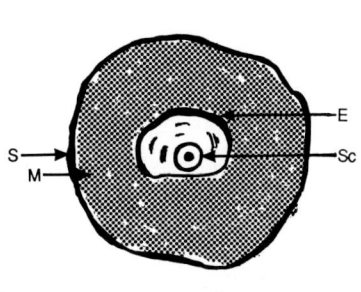

Abb. 78

Das Cavum uteri wird geräumiger, wenn man von kaudal nach kranial in der Untersuchung fortschreitet. Wird die HS direkt nach der Dilatation des Zervikalkanals durchgeführt, erscheint das Cavum uteri durch Schleimhautfetzen und Blutkoagel oft nicht völlig echofrei.

Durch Spülung mit isotonischer Kochsalzlösung kann das Kavum gereinigt werden.

S   Serosa
M   Myometrium
E   Endometrium
Sc Scanner
SE Schnittebene

Korpus: oberes Drittel

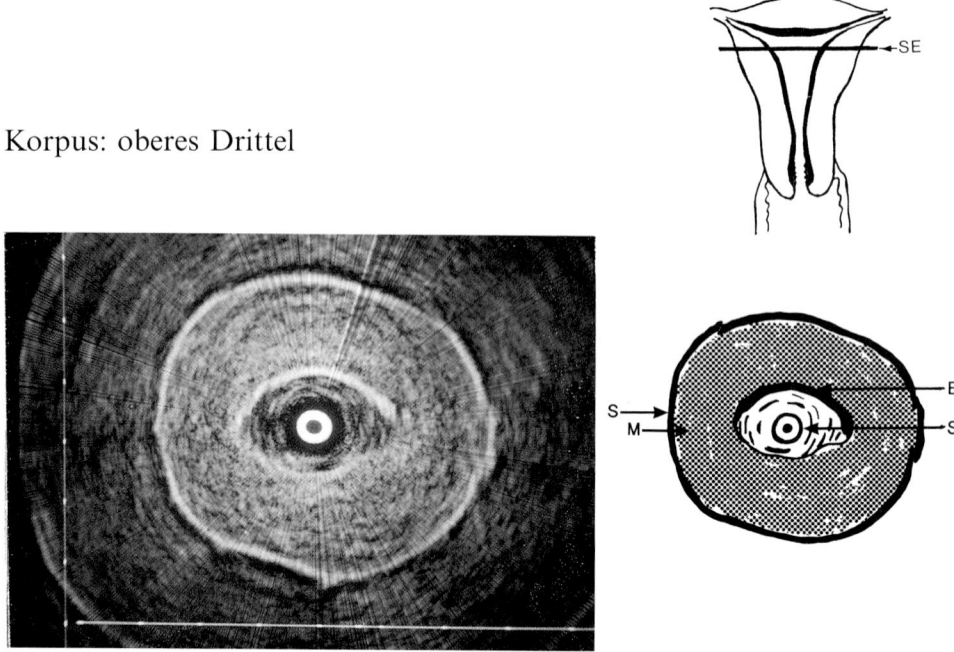

Abb. 79

Ovale Form des Cavum uteri, das hier ebenfalls durch Blutkoagel und Schleim-
hautreste nicht völlig echofrei erscheint. Dennoch läßt sich insbesondere an der
Vorderwand das Endometrium gut abgrenzen, während an der Hinterwand bereits
kürettiert wurde und sich deshalb kein entsprechendes Echo mehr zeigt.

S   Serosa
M   Myometrium
E   Endometrium
Sc Scanner
SE Schnittebene

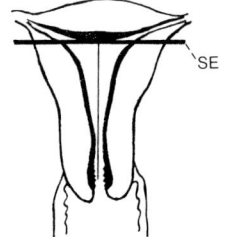

Fundus: 90°-Schallwellenabstrahlung

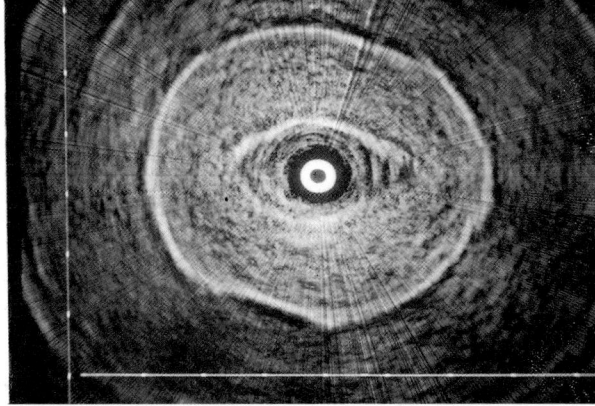

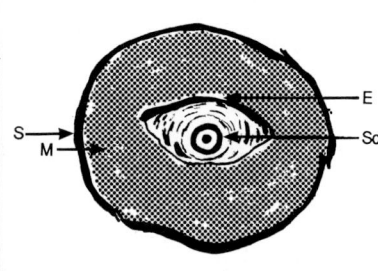

Abb. 80

Das Cavum uteri erweitert sich zu den Tubenecken hin bei ansonsten gleicher Darstellung wie im Korpusbereich. Auch in dieser Schnitthöhe erscheint das Kavum durch Blutkoagel nicht vollständig leer.

S   Serosa
M   Myometrium
E   Endometrium
Sc Scanner
SE Schnittebene

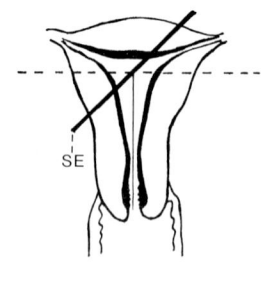

Fundus: 135°-Schallwellenabstrahlung

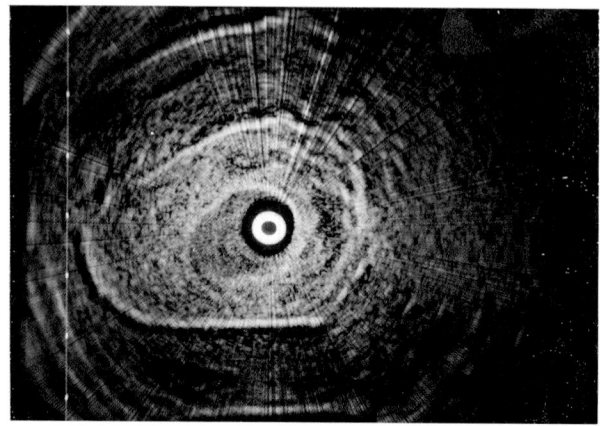

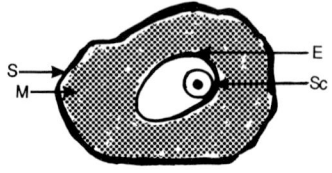

Abb. 81

Zur Darstellung des Fundus eignet sich eine Schallwellenabstrahlung um 45° ante-
grad gerichtet, wodurch auch die oberen Fundusabschnitte abgebildet werden
können. Hierzu führt man zusätzlich den Scanner in ein Tubeneck, um dieses
möglichst ohne Verzerrung zu untersuchen.

S   Serosa
M   Myometrium
E   Endometrium
Sc Scanner
SE Schnittebene

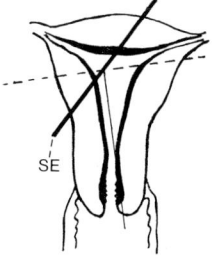

Fundus: 135°-Schallwellenabstrahlung mit
gleichzeitiger Verlagerung der Achse des Scanners

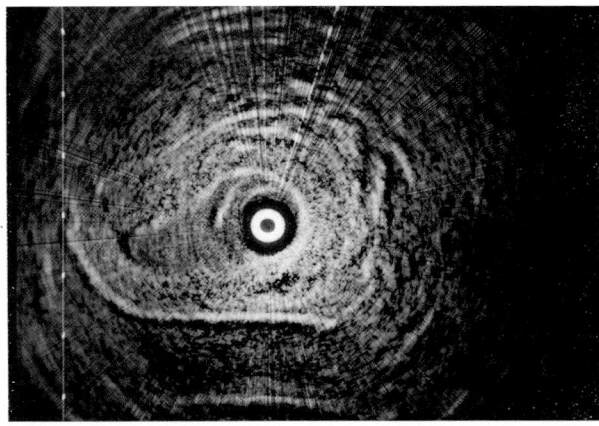

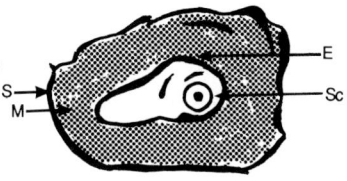

Abb. 82

Um den Blickwinkel nach kranial zusätzlich zu vergrößern, kann die Lage der
Schallsonde innerhalb des Cavum uteri variiert werden. Die Achse kann dabei
ohne unphysiologischen Kraftaufwand bei einem normal großen Uterus um ca. 30°
variiert werden, wodurch normalerweise der Fundus auch ohne antegrade Schallwellenabstrahlung vollständig erfaßt werden kann.

S   Serosa
M   Myometrium
E   Endometrium
Sc Scanner
SE Schnittebene

Endometrium

Mit Hilfe der HS gelingt eine Abschätzung der Höhe und damit des Funktionszustands des Endometriums. Das Endometrium stellt sich im Hysterosonogramm als echoreiche Struktur, die das Kavum umrahmt, dar. Wie der Vergleich mit makroskopischen und mikroskopischen Schnittpräparaten gezeigt hat, lassen sich mit den derzeit verwendeten Geräten Zona basalis und functionalis nicht trennen. Wichtig ist, daß eine Aussage über das Endometrium nur möglich ist, wenn das Kavum genügend geräumig ist und der Schallsonde nicht direkt anliegt.

Sezernierendes Endometrium: Befund nach teilweiser Kürettage

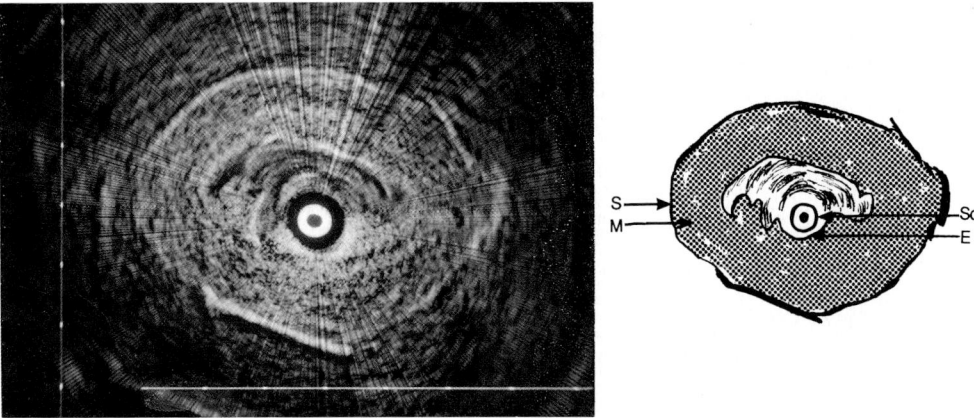

Abb. 83

An der Hinterwand des Kavums stellt sich links das noch aufgebaute Endometrium dar, das zum Teil von der Schallsonde deutlich imprimiert wird. Rechts von der Schallsonde zeigt sich eine tief bis ins Myometrium verlaufende Unterbrechung, die durch eine partielle Kürettage hervorgerufen wurde. Weiter rechts ist eine Schleimhautinsel stehengeblieben, während die gesamte Vorderwand abradiert wurde. Das Kavum ist durch Blutkoagel und Schleimhautfetzen ausgefüllt, wodurch es nicht echoleer erscheint.

S   Serosa
M Myometrium
E   Endometrium
Sc Scanner

Sezernierendes Endometrium in der 2. Hälfte des Menstruationszyklus

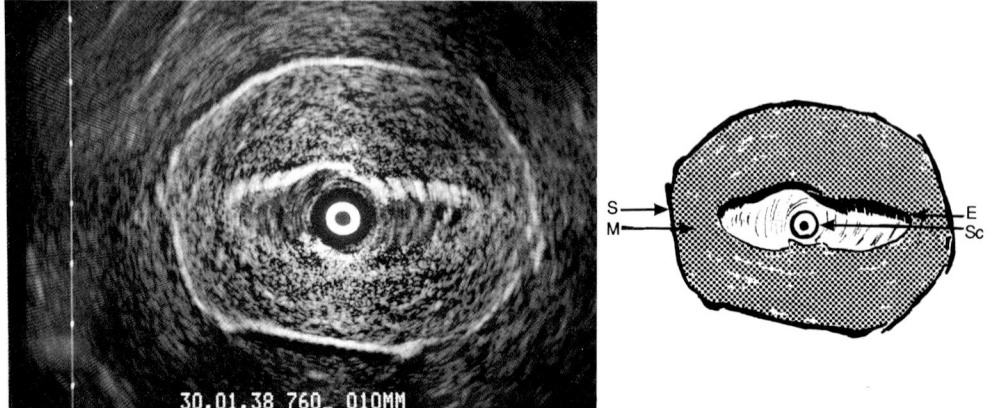

Abb. 84

Das Endometrium der Vorderwand zeigt sich in typischer Weise hoch aufgebaut. Im Bereich der Vorderwandmitte ist das Endometrium durch den Druck der Schallsonde komprimiert. Auch hier ist das Epithel der Hinterwand durch Kürettage bereits weitgehend entfernt.

Die HS kann somit zur Kontrolle der Effektivität einer Kürettage benutzt werden.

S   Serosa
M   Myometrium
E   Endometrium
Sc   Scanner

Ruhendes Endometrium in der Postmenopause

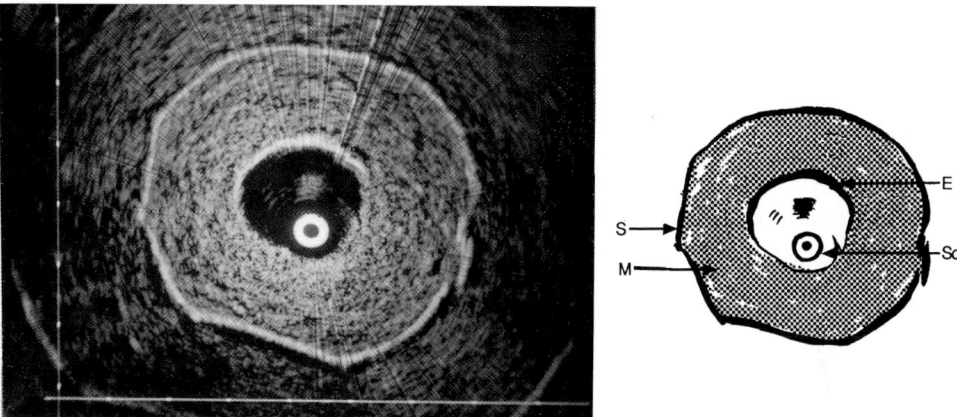

Abb. 85

Das ruhende Endometrium zeigt sich als ca. 2 mm dicke echoreiche Schicht an der Vorderwand des Kavums. Die echoreiche Struktur verschwindet am Übergang zur Hinterwand, wo bis auf eine kleine, links liegende Gewebsfalte kaum Endometrium zu erkennen ist.

S   Serosa
M   Myometrium
E   Endometrium
Sc Scanner

Cavum uteri

Das Cavum uteri zeigt sich hysterosonographisch im Normalfall als echoleere Struktur. Während über das Epithel des engen Zervikalkanals, der der Schallsonde dicht anliegt, keine Aussage getroffen werden kann, läßt sich im Korpusbereich das mehr oder weniger geräumige Kavum gut darstellen. Die Schallsonde kann dabei durch Variation des Einführwinkels frei bewegt werden. Für die Entfaltung des Kavums sorgt die Injektion von isotonischer Kochsalzlösung. Die Form des entfalteten Kavums variiert, wobei sie zervixnahe meist rund erscheint und funduswärts meist eine ovale Konfiguration hat.

Cavum uteri: runde Form

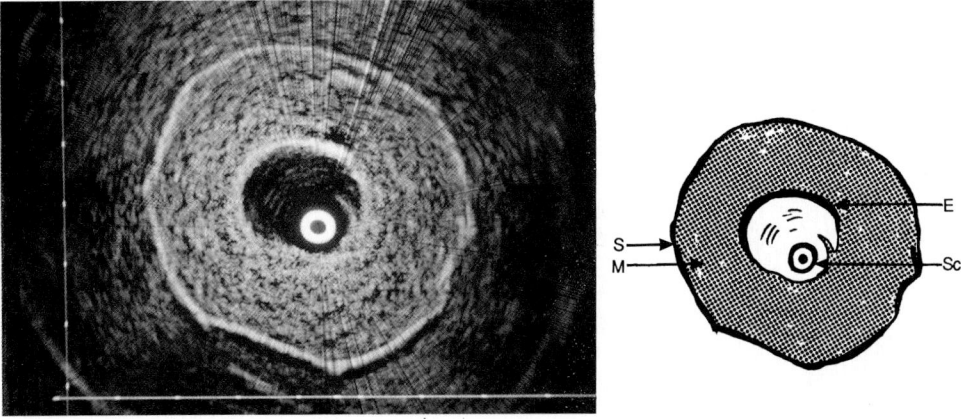

Abb. 86

Das Cavum uteri erscheint (unter physiologischen Bedingungen) rund. Der Schall-kopf ist links dorsal plaziert. Auch in diesem Beispiel sieht man an der Hinterwand noch eine linksseitig liegende Schleimhautfalte, die sich in das Cavum uteri vor-stülpt. Durch die Entfaltung mit Hilfe des Wasservorlaufs sind Unregelmäßigkei-ten des Endometriums gut darstellbar.

S Serosa
M Myometrium
E Endometrium
Sc Scanner

Cavum uteri: ovale Form

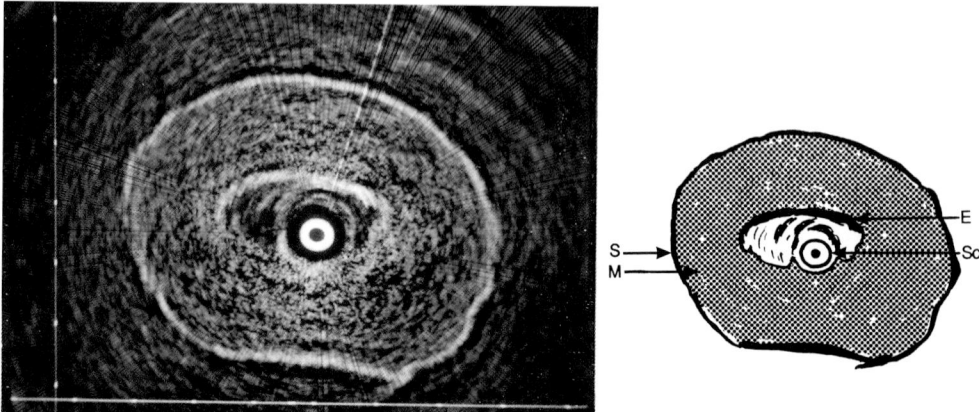

Abb. 87

Die ovale Form ist charakteristisch für die Schnitthöhe in Korpusmitte bei voller Entfaltung des Kavums.

Im gezeigten Beispiel sind innerhalb des Kavums echoreiche Strukturen, verursacht durch Blutkoagel und Schleimhautfetzen, zu erkennen.

S   Serosa
M Myometrium
E   Endometrium
Sc Scanner

Cavum uteri: nierenförmige Gestalt

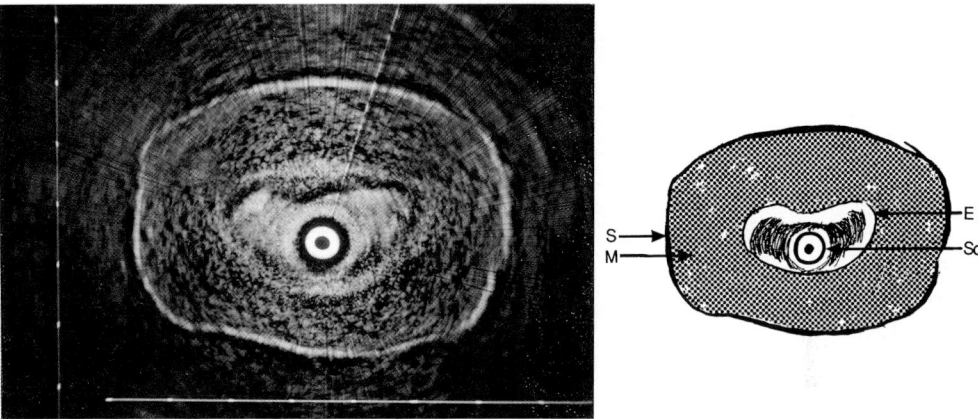

Abb. 88

Die nierenförmige Konfiguration des Cavum uteri findet sich häufig fundusnahe. Während die Rückseite des Kavums ausgebuchtet gestaltet erscheint, zeigt die Vorderfläche eine konkave Einbuchtung, wobei nach rechts und links bereits die Ausläufer zu den Tuben erahnt werden können.

S Serosa
M Myometrium
E Endometrium
Sc Scanner

Polypen und Zysten

Schleimhautpolyp

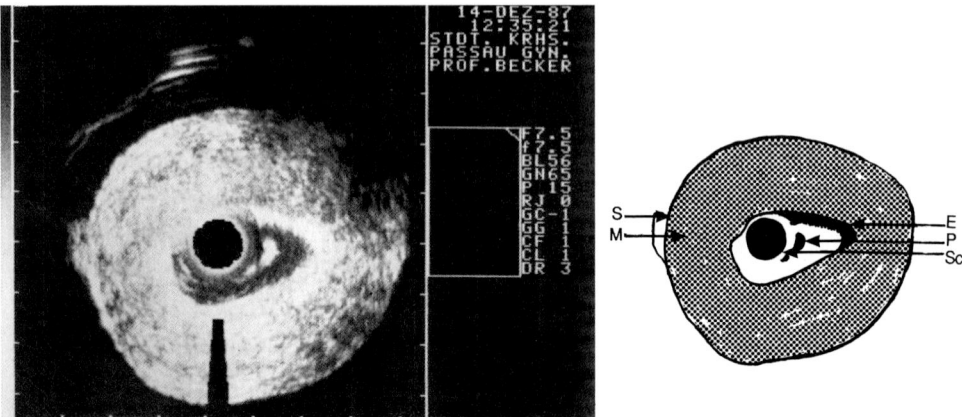

Abb. 89

An der Vorderwand läßt sich das hoch aufgebaute echoreiche Endometrium erkennen. Etwas dorsal liegt eine in das Lumen ragende Gewebsvermehrung mit unregelmäßiger Oberfläche. Sie ist ortsfest, wodurch sie von Artefakten (z. B. Reflexen der Spüllösung) unterschieden werden kann. Die Hysterosonographie ist eine deskriptive Methode. Sie erlaubt den Befund eines Schleimhautpolypen zu erfassen sowie seine Lage und Größe zu bestimmen.

S   Serosa
M   Myometrium
E   Endometrium
P   Polyp
Sc Scanner

Retentionszysten der Cervix uteri

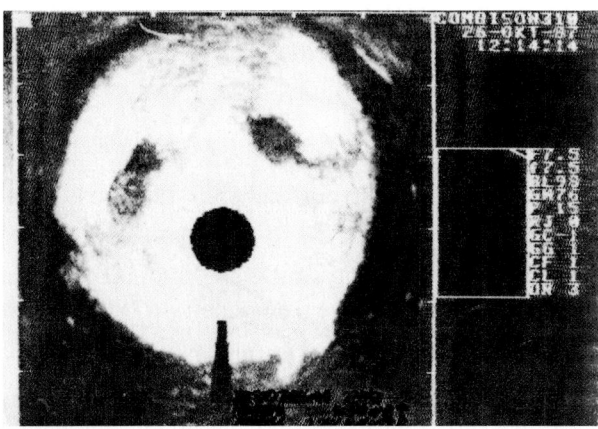 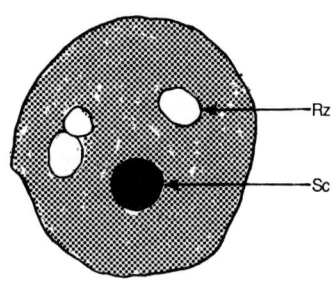

Abb. 90a

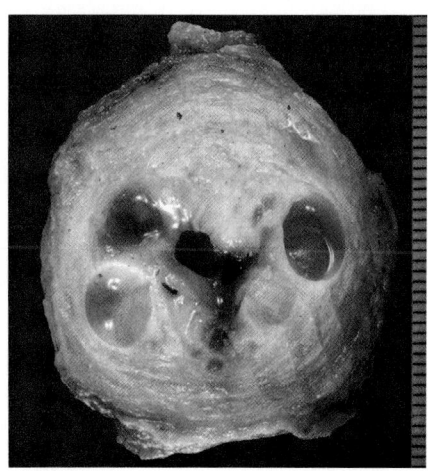

Abb. 90b

Im Bereich der Zervix treten häufig Retentionszysten auf, die bei der Hysterosonographie gut zu sehen sind.

Vaginosonographisch erkennt man sie bedeutend schwerer, während sie im transabdominalen Ultraschall kaum darstellbar sind. Der pathologische Großflächenschnitt wurde durch die Ebene gelegt, in der das hysterosonographische Querschnittsbild entstand. (Pathol. Institut, PD Dr. Köhler, Passau)

Rz Retentionszyste
Sc Scanner

Leiomyome

Die HS ist in der Lage, Myome zu diagnostizieren. Dabei können Größe, Lage, Begrenzung und Sekundärveränderungen bestimmt werden.

Folgende Punkte sind zu beachten:

– Myome erscheinen üblicherweise echoarm.

– Aufgrund des Auflösungsvermögens der HS ist zur sicheren Diagnose eine Größe von 5 mm notwendig.

– Bei ungünstiger Lage (z. B. im Schallschatten eines anderen Myoms) können auch wesentlich größere Myomknoten dem Nachweis entgehen.

– Große Myome lassen sich in den lateralen Abschnitten aufgrund der beschränkten Eindringtiefe der Schallwellen nicht abbilden. Dies gilt auch für gestielte Myome, die dem hysterosonographischen Nachweis praktisch immer entgehen.

– Bei deutlich vergrößerten Uteri ist deshalb die Anwendung einer niedrigen Frequenz (z. B. 5 MHz) empfehlenswert.

Kleines intramurales Myom

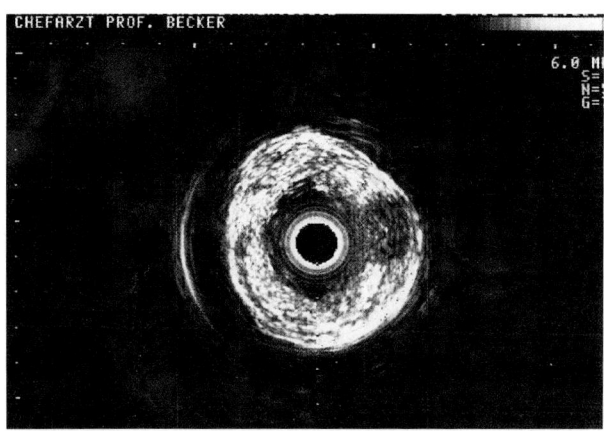

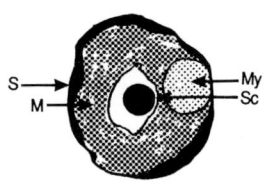

Abb. 91 a

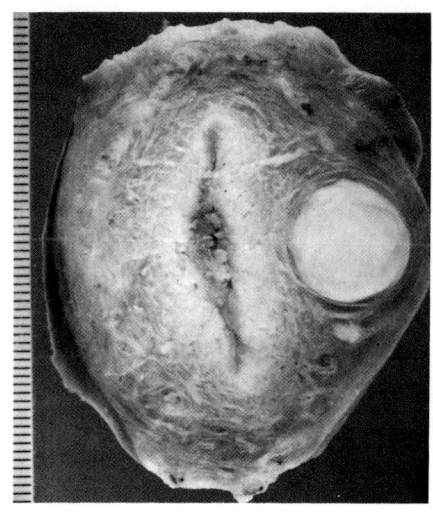

Deutlich sichtbar ist der gut abgegrenzte echoarme Bezirk, der im Myometrium liegt und kaum die Form des Uterus beeinträchtigt. Eine wesentliche Kapselbildung läßt sich nicht erkennen. Das geräumige Kavum wird in Gestalt und Größe nicht verändert. Das in gleicher Höhe angefertigte pathologische Querschnittspräparat bestätigt den sonographisch erhobenen Befund. (Pathol. Institut, PD Dr. Köhler, Passau).

Abb. 91 b

S Serosa
M Myometrium
My Myom
Sc Scanner

Kleines subseröses Myom

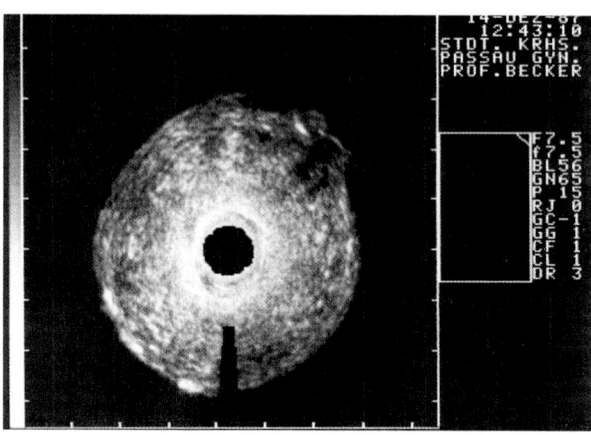 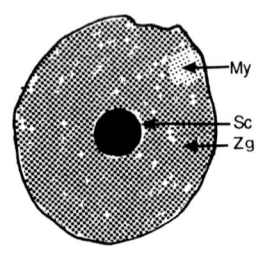

Abb. 92

Das Bild zeigt einen Transversalschnitt durch die Cervix uteri. Der Zervikalkanal
liegt der Schallsonde eng an, es ist kein Kavum sichtbar. Bei 2.00 Uhr findet sich
ein echoarmer Bezirk von ca. 1 cm Durchmesser. Er liegt relativ peripher im
Zervixgewebe und entspricht einem kleinen Myomknoten, der sich auch histologisch nachweisen läßt. Die äußere Begrenzung wird lediglich etwas vorgewölbt.

My Myom
Sc Scanner
Zg Zervixgewebe

Großes Myom

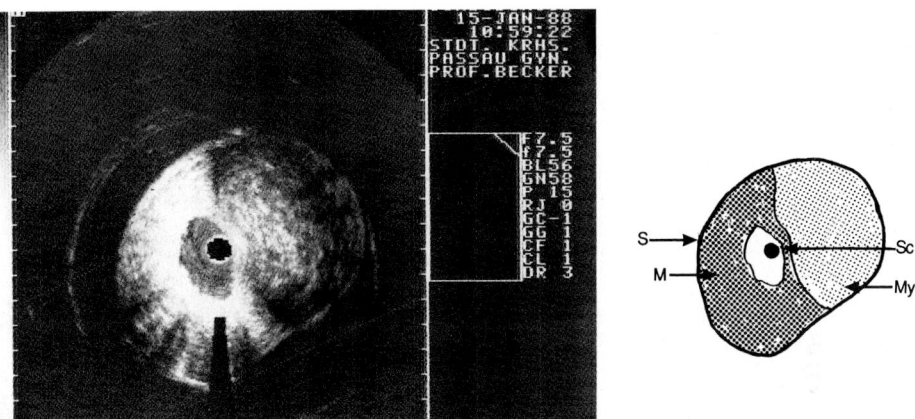

Abb. 93

Ein großes, links liegendes Myom führt zu einer Deformierung der äußeren Gestalt des Uterus. Das normale Myometrium ist vollständig durch das im Vergleich echoärmere Myom ersetzt. Der submuköse Anteil des Myoms verursacht eine Deformierung des Kavums mit einer leichten Vorbuckelung des Myoms.

S Serosa
M Myometrium
Sc Scanner
My Myom

Submuköses Solitärmyom

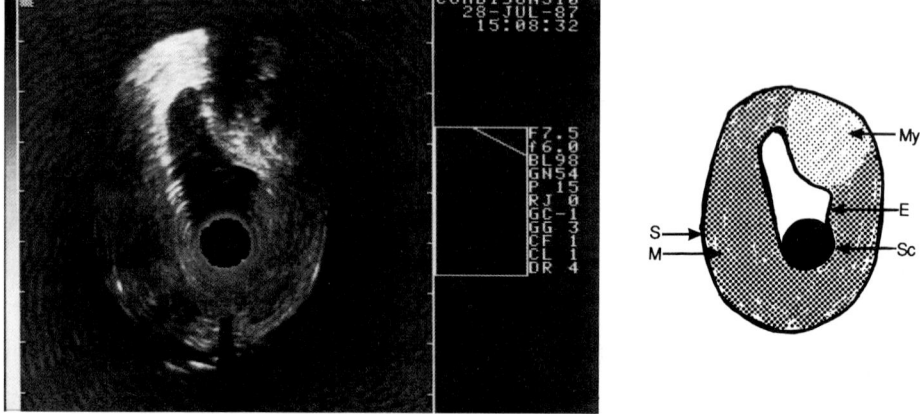

Abb. 94 a

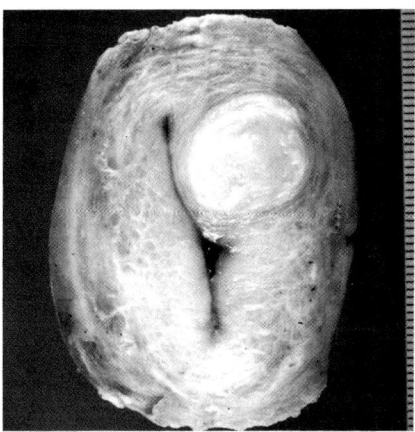

Abb. 94 b

Ein etwa kirschgroßes Myom an der Vorderwand führt zu einer Deformierung des
Kavums. Besonders gut erkennbar ist dies durch die bei der Hysterosonographie
nötige Instillation von physiologischer Kochsalzlösung, da es bei der Entfaltung
des Kavums im Bereich des Myoms zu einer deutlichen „Vorwölbung" kommt.
Submuköse Myome können Ursache einer uterin bedingten Sterilität sein. Mit
Hilfe der Hysterosonographie kann die Verdachtsdiagnose gestellt bzw. ausgeschlossen werden. Das pathologische Präparat bestätigt den sonographischen Befund. (Pathol. Institut, PD Dr. Köhler, Passau).

S   Serosa
M   Myometrium
My Myom
E   Endometrium
Sc Scanner

Sehr großes Solitärmyom (Vergleich 7,5 MHz/5 MHz)

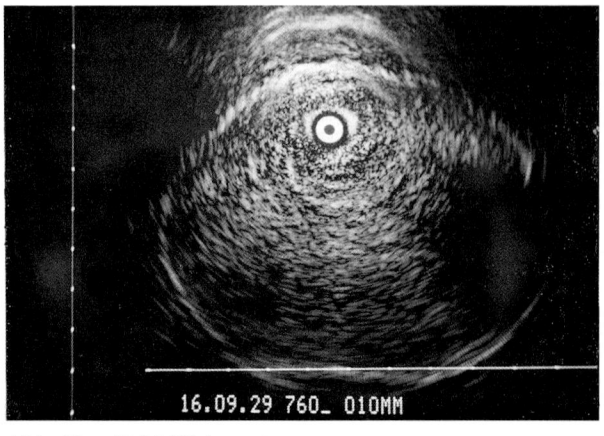 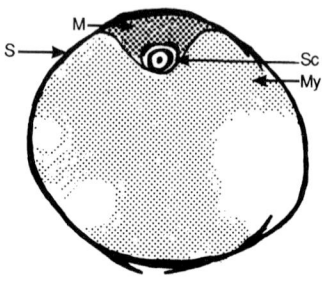

Abb. 95a (7,5 MHz)

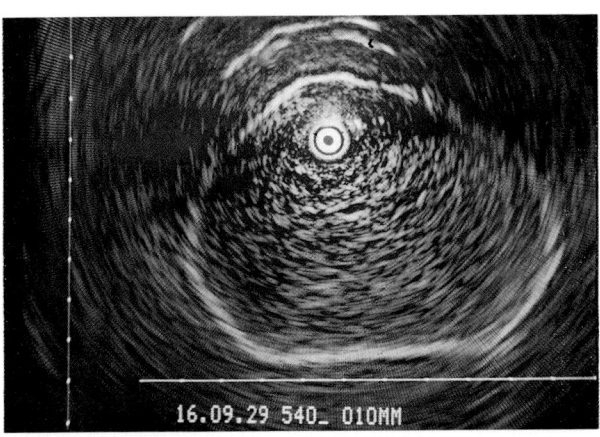 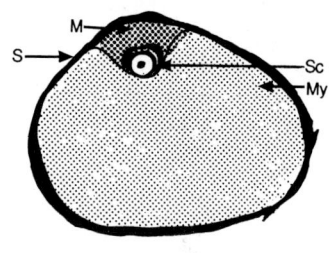

Abb. 95b (5 MHz)

Das monströse an der Uterushinterwand liegende Myom hat zu einer Kompression
des restlichen Uterusgewebes geführt, so daß nur mehr an der Vorderwand ein
schmaler Saum normales Myometrium erhalten ist. Das kleine Kavum wird durch
die Schallsonde vollständig ausgefüllt, so daß das Endometrium nicht sicher beur-
teilt werden kann. Im 7,5-MHz-Bild (Abb. 95a) sind insbesondere die linkslatera-
len Abschnitte durch mangelnde Schalleindringtiefe schlecht zu beurteilen, während das 5-MHz-Bild (Abb. 95b) eine gute Durchdringung des gesamten Myoms
erkennen läßt.

M Myometrium
S Serosa
Sc Scanner
My Myom

Großes Myom mit Kapsel

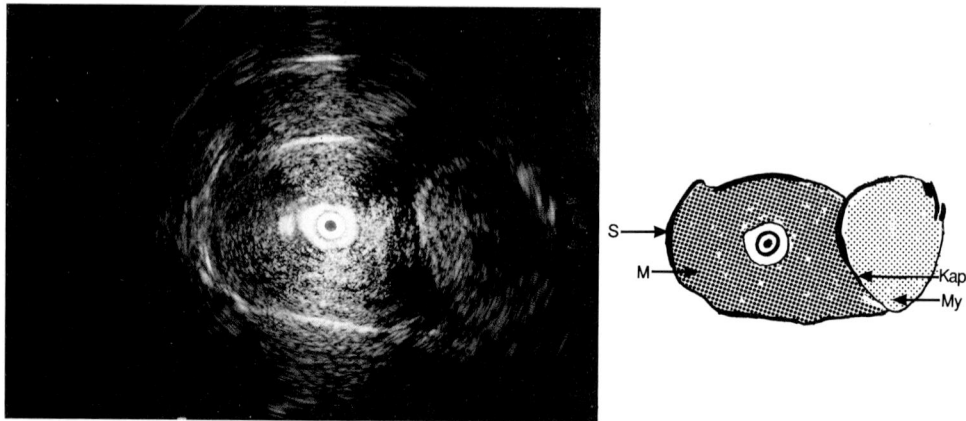

Abb. 96

In ca. 20% der Fälle stellt sich eine echoreiche Kapsel um ein Myom dar. Das große, linksseitig liegende Myom zeigt eine echoreiche Randstruktur, die sich in den äußeren Abschnitten aufgrund der Größe relativ schlecht abgrenzen läßt.

S   Serosa
M   Myometrium
Kap Kapsel
My Myom

Sekundärveränderungen von Myomen: Verflüssigung

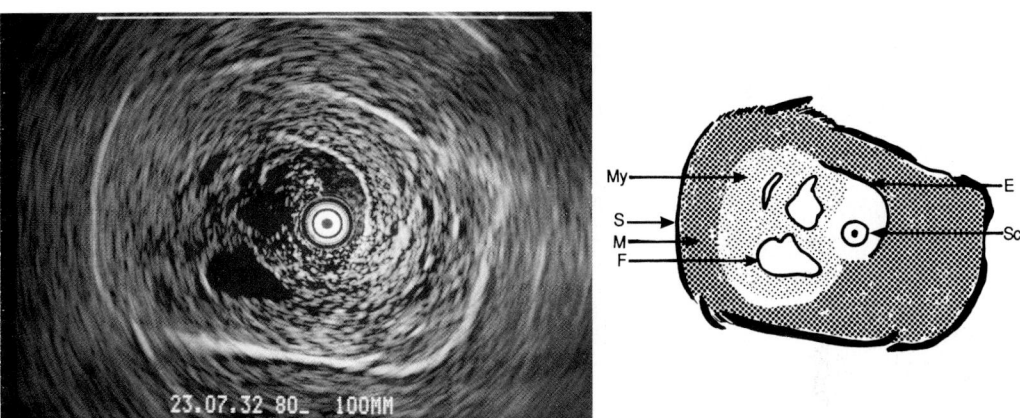

Abb. 97

Flüssigkeiten und zystische Umstrukturierungen zeigen sich sonographisch als echofreier Bezirk. Eine sekundäre Verflüssigung von Myomen ist nicht ungewöhnlich. Das rechts submukös liegende Myom führt zu einer Kompression des Kavums. Die Struktur erscheint aufgelockert durch verschieden große echoleere Einschlüsse, die verflüssigten Myomarealen entsprechen.

My Myom
S Serosa
M Myometrium
F Fundus uteri
E Endometrium
Sc Scanner

Sekundärveränderungen von Myomen: Verkalkungen

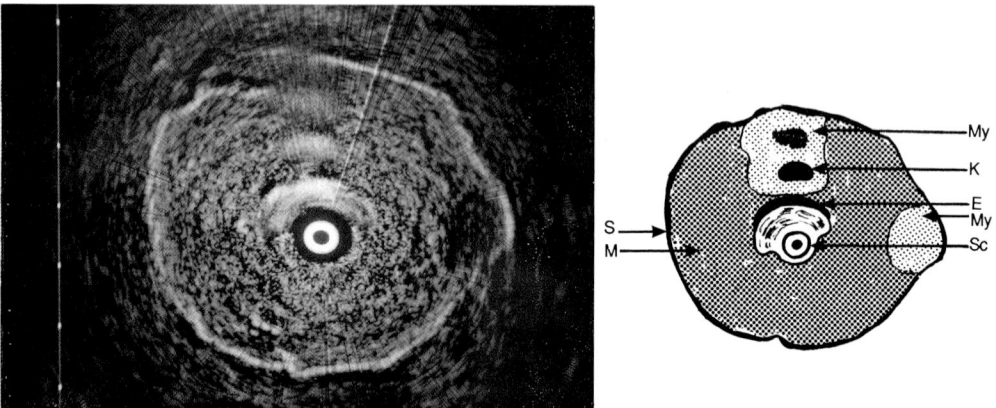

Abb. 98

Im Ultraschallbild erzeugen Verkalkungen echoreiche Schatten mit dorsaler Schall-auslöschung. Neben einem kleinen, links subserös gelegenen Myom zeigt die Uterusvorderwand vor einem breit aufgebauten echoreichen Endometrium echo-reiche querverlaufende Zonen mit dorsaler Schallauslöschung, die einem Myom mit verkalkten Arealen entsprechen.

S   Serosa
M   Myometrium
My   Myom
K   Verkalkung
E   Endometrium
Sc   Scanner

Großer Uterus myomatosus

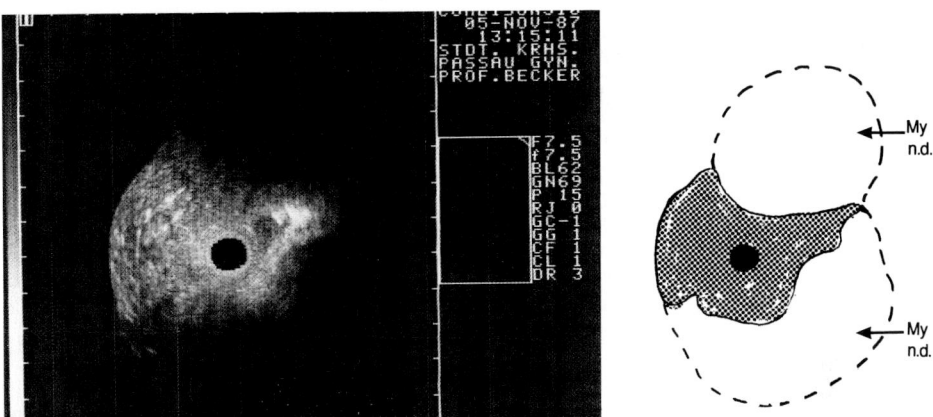

Abb. 99

Bei deutlicher Vergrößerung des Uterus (über 8–9 cm), was bei einer ausgeprägten Myomerkrankung nicht selten der Fall ist, reicht die Eindringtiefe der verwendeten Schallfrequenzen nicht mehr aus, um in den Randbezirken eine ausreichende Aussage zu erreichen. Die an der Vorder- und Hinterwand liegenden großen Myome können in den lateralen Abschnitten nicht ausreichend dargestellt werden.

My (n.d.) Myom (nicht darstellbar)

Zervixkarzinom

Die hysterosonographische Darstellung des Zervixkarzinoms muß eine Reihe von Tatsachen berücksichtigen, die ihrem Stellenwert entsprechend in die Gesamtdiagnostik einzuordnen sind.

- Die HS ist eine makroskopische Untersuchungsmethode, d. h. eine mikroskopische Tumorinvasion kann methodenbedingt nicht erfaßt werden.
- Eine Differenzierung von Zervixtumoren nach ihrer unterschiedlichen Histologie gelingt nicht.
- Ebensowenig läßt sich die oft zu findende entzündliche Komponente von einer tumorösen Infiltration trennen.
- Bedingt durch den Nahbereich des Schallkopfs, lassen sich bei dem der Schallsonde eng anliegendem Zervikalkanal die angrenzenden 3–5 mm nicht näher differenzieren, so daß eine beginnende Infiltration dem hysterosonographischen Nachweis entgehen kann.

Zervixkarzinom: beginnende Infiltration (3 mm, FIGO I b)

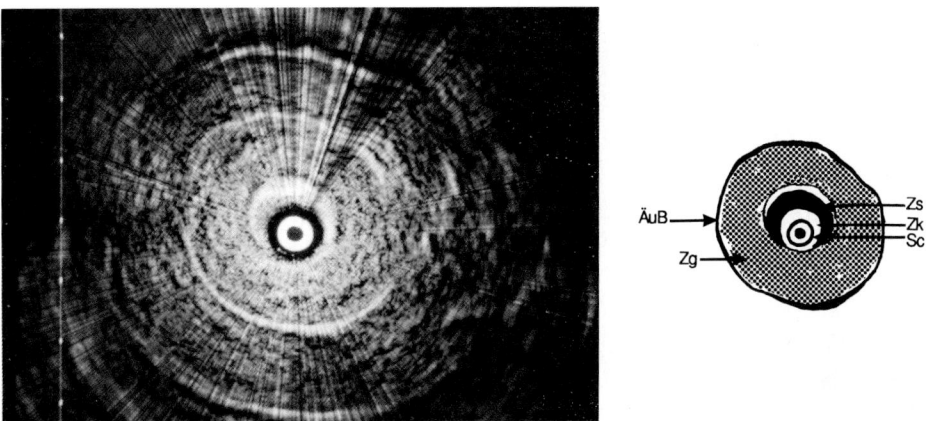

Abb. 100

Der Schnitt durch die Zervix zeigt einen relativ weiten Zervikalkanal, wobei vor allem ventral die Zervixschleimhaut auf über 3 mm aufgebaut erscheint. Dahinter hat man den Eindruck eines angedeuteten hypodensen Saums. Die histologische Aufarbeitung ergab ein infiltrativ wachsendes Plattenepithelkarzinom mit einer maximalen Eindringtiefe von 3 mm. Diese Aussage ist aus dem Hysterosonogramm nicht mit Sicherheit zu erheben, da hinter einer stark echoreichen Schleimhaut nicht selten ein hypoechogener Bezirk gefunden wird.

$\ddot{A}uB$ äußere Begrenzung
Zg Zervixgewebe
Zs Zervixschleimhaut
Zk Zervikalkanal
Sc Scanner

Zervixkarzinom: Plattenepithelkarzinom mit unilateraler Infiltration bis zur Organgrenze (FIGO II a)

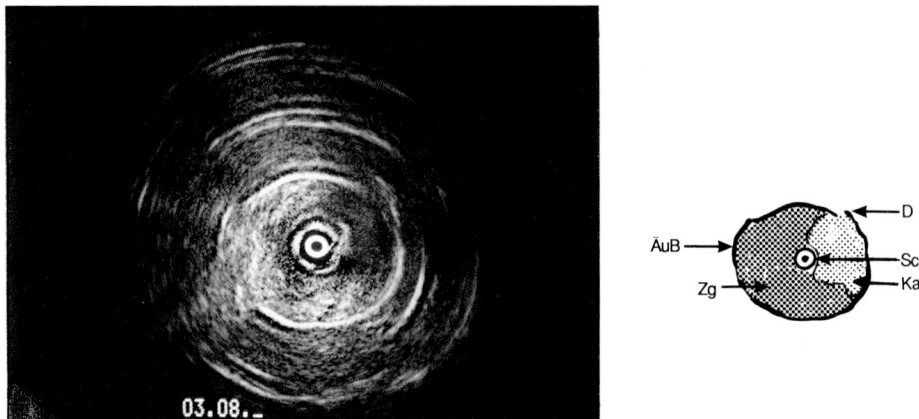

Abb. 101

Das infiltrierend wachsende Karzinom erscheint echoärmer als das normale Zervixgewebe. Das Wachstum erstreckt sich keilförmig nach links, wobei in typischer Weise die seitlichen Ränder des Malignoms unscharf und immer ohne Kapsel vom gesunden Gewebe abgesetzt sind. Die äußere Zervixgrenze ist bereits erreicht, an einer Stelle ist die echoreiche Organabgrenzung unterbrochen.

ÄuB   äußere Begrenzung
Zg   Zervixgewebe
D   Diskontinuität
Sc   Scanner
Ka   Karzinom

Zervixkarzinom: exophytisch wachsendes Plattenepithelkarzinom
mit beginnender Überschreitung der Organgrenzen (FIGO II b)

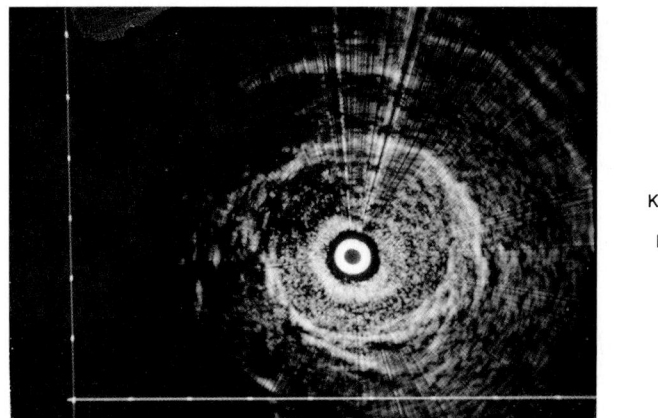 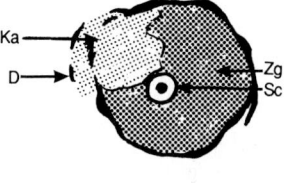

Abb. 102

Die Zervix ist geringfügig asymmetrisch aufgetrieben. Das Karzinom ist deutlich
echoärmer als das erhaltene Zervixgewebe.

Am Ausbreitungsort des Karzinoms selbst kommt es zu einer asymmetrischen
Gewebsvermehrung. Dabei ist die äußere echoreiche Zervixbegrenzung zum Teil
durch expansives Tumorwachstum aufgehoben.

Ka Karzinom
D   Diskontinuität
Zg Zervixgewebe
Sc Scanner

Zervixkarzinom: Ausbreitung nach kranial

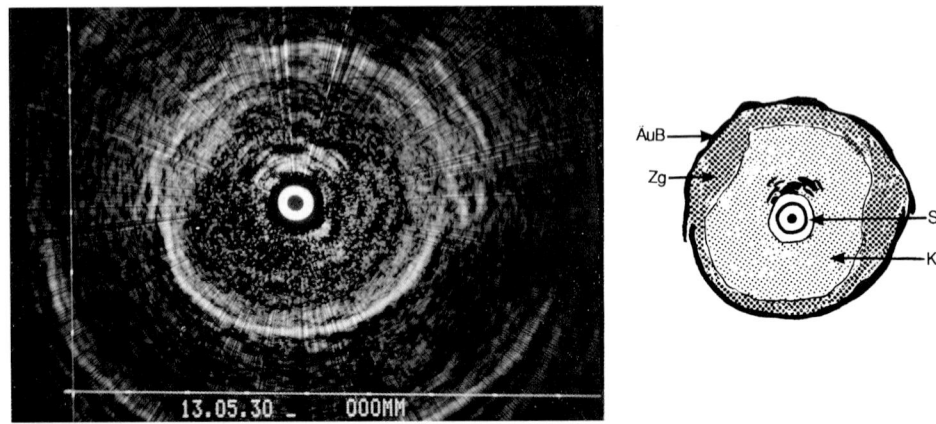

Abb. 103 a (Zervix)

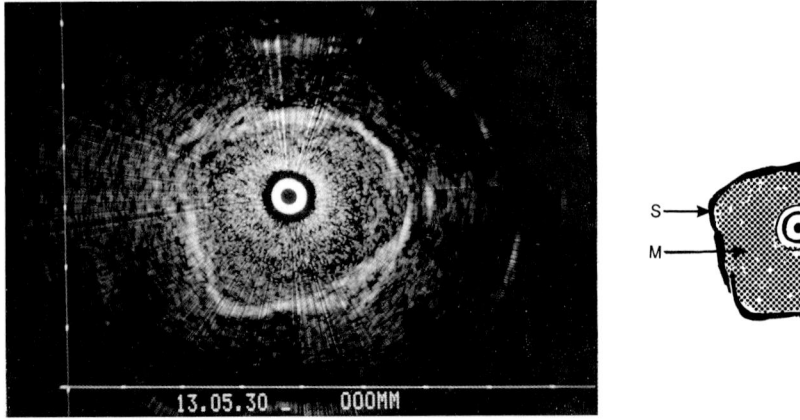

Abb. 103 b (Korpus)

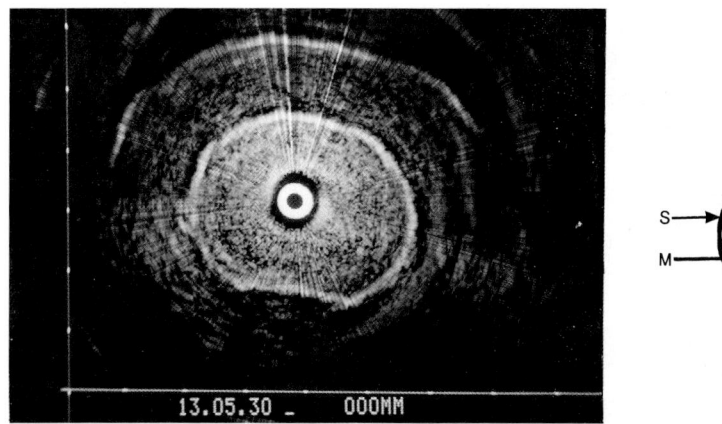
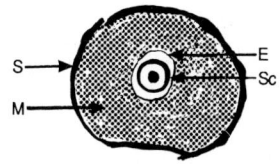

Abb. 103 c (Fundus)

Neben der Ausbreitung in die Parametrien ist beim Zervixkarzinom die Tumorausdehnung zum Korpus von Interesse. Das hysterosonographische Bild des Karzinoms bei Tumorausdehnung nach kranial entspricht dem der Zervixregion, d. h. Tumorgewebe ist echoärmer als Normalgewebe. Nicht selten findet man, daß bei einer tonnenförmigen Auftreibung der Zervixregion (Abb. 103 a) (hier mit zirkulär wachsender Tumorinfiltration bei erhaltenem „Sicherheitssaum" von Normalgewebe) das Korpus (Abb. 103 b) und der Fundus (Abb. 103 b) ohne tumoröse Auftreibung zur Darstellung kommen. In b und c lassen sich keine Hinweise für eine Infiltration finden. Das Karzinom hat sich also nicht in den Korpusbereich ausgedehnt.

ÄuB   äußere Begrenzung
Zg   Zervixgewebe
Sc   Scanner
Ka   Karzinom
S   Serosa
M   Myometrium
E   Endometrium

Zervixkarzinom: endozervikales Wachstum

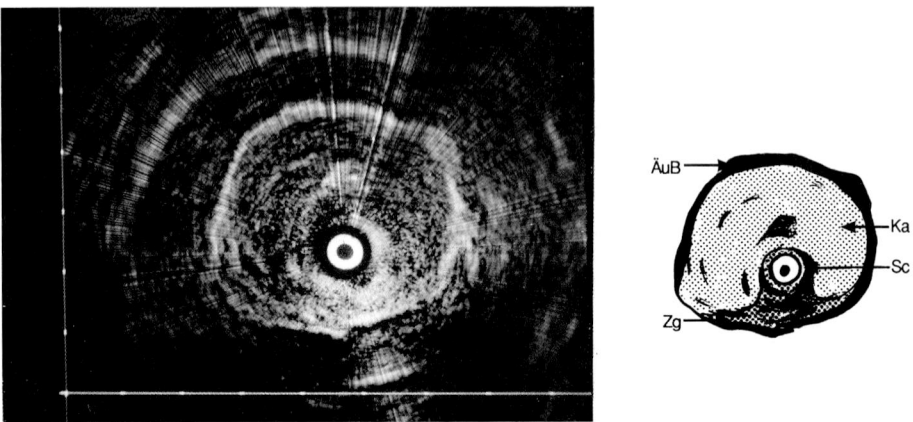

Abb. 104

Endozervikales Wachstum beim Zervixkarzinom zeichnet sich durch eine tonnen-
förmige Auftreibung der Zervixregion aus. Lediglich dorsal ist ein schmales Stück
unauffälliges Gewebe erhalten, während das restliche Gewebe durch Karzinomzel-
len ersetzt ist. Nach ventral ist eine Insel echoreicher Schleimhaut im infiltrativ
durchsetzten und so echoarm erscheinenden Zervixgewebe erhalten.

Schleimhautepithel (ob gesund oder karzinomatös durchsetzt) erscheint echoreich, während infiltrierend wachsendes Gewebe echoarm ist.

ÄuB äußere Begrenzung
Zg   Zervixgewebe
Ka   Karzinom
Sc   Scanner

Zervixkarzinom: organüberschreitendes Wachstum mit Invasion in das Parametrium (FIGO IIb)

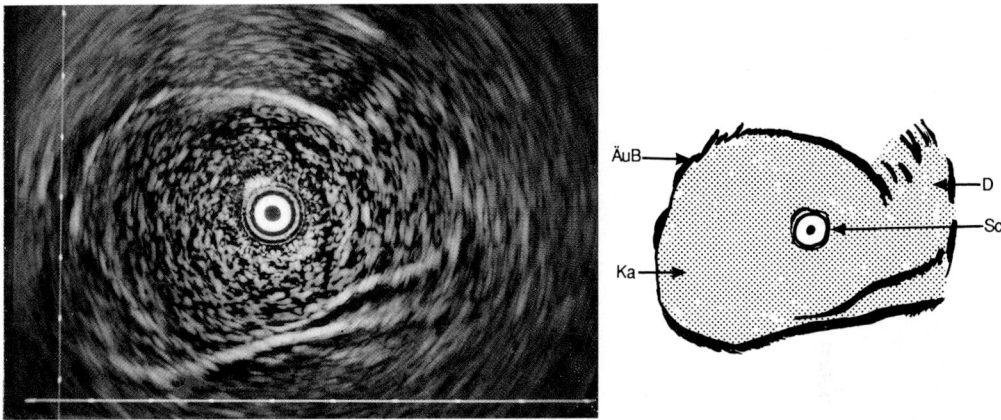

Abb. 105

Bei organüberschreitendem Wachstum wird die äußere echodichte Begrenzungslinie der Zervix nicht nur unterbrochen, sondern von Karzinomgewebe breitbasig durchbrochen. Man erkennt, daß die gesamte Zervix durch Karzinomgewebe durchsetzt ist, wobei kein gesundes Restgewebe mehr abzugrenzen ist. Zusätzlich sind auf der linken Seite die natürlichen Organgrenzen durch eine breite Tumorinfiltration unterbrochen, die ca. 1,5 cm nach links lateral reicht.

ÄuB   äußere Begrenzung
Ka   Karzinom
D   Diskontinuität
Sc   Scanner

Zervixkarzinom: Ausbreitung bis zur Beckenwand (FIGO IIIb)

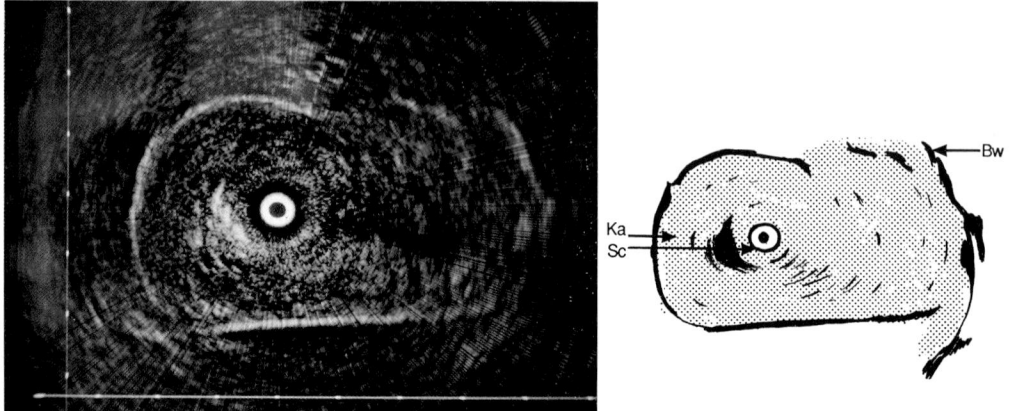

Abb. 106

Die Abgrenzung der Beckenwand gelingt hysterosonographisch nicht in allen Fällen, auch nicht bei Verwendung eines 5-MHz-Schallkopfs. Falls die Darstellung
gelingt, zeigt sie sich als echoreiche Struktur und kann damit als Referenz für die
parametrane Tumorausdehnung dienen. Das weit fortgeschrittene Plattenepithelkarzinom hat links die Organgrenze breit durchbrochen, wobei die echoarmen
Karzinommassen das linke Parametrium bis zur Beckenwand in voller Breite der
Zervix infiltriert haben. Zentral im Tumorgewebe ist eine fast echoleere nekrotische
Umbauzone zu erkennen.

Ka Karzinom
Sc Scanner
Bw Beckenwand

Endometriumkarzinom

Die HS ist geeignet, ein makroskopisch erkennbares Endometriumkarzinom zu diagnostizieren. Die lediglich mikroskopisch feststellbare Ausbreitung wird ebenso wenig erkannt, wie eine Aussage über das histologische Bild gemacht werden kann. Endometriumkarzinome stellen sich hysterosonographisch als exophytische und/oder infiltrierend wachsende Tumoren dar. Exophytisch wachsende Tumoren erscheinen als Gewebsvermehrungen im ansonsten echoleeren Kavum, wogegen ein infiltratives Wachstum im Gegensatz zum gesunden Myometrium durch hypoechogene Areale gekennzeichnet ist. Die Längsausdehnung (einschließlich der Beteiligung der Zervix) kann durch die Lage der Schallsonde im Kavum bestimmt werden.

Vorstufe des Endometriumkarzinoms:
adenomatöse Hyperplasie Grad III (nach Dallenbach-Hellweg)

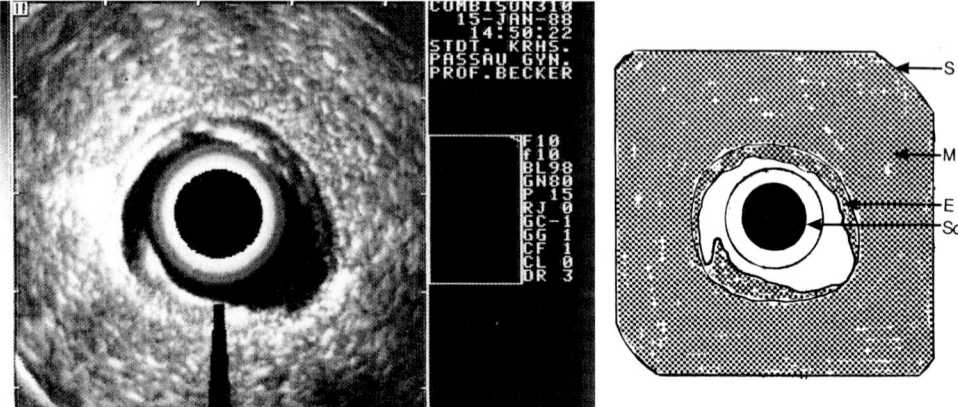

Abb. 107

Die adenomatöse Hyperplasie Grad III gilt als Präkanzerose des Endometriumkarzinoms. Der Altersgipfel liegt ein Jahrzehnt früher als der des invasiven Karzinoms.

Hysterosonographisch findet man ein echoreiches, hoch aufgebautes Endometrium. Besonders bei Frauen in der Menopause sollte eine histologische Abklärung
erfolgen. Mit Hilfe der Sonographie kann die Dignität des Gewebes nicht festgestellt werden, denn ähnliche Bilder erhält man auch bei gutartigen Korpusschleim-
hautpolypen. Ebensowenig kann zwischen Grad I, II oder III der adenomatösen
Hyperplasie unterschieden werden.

S   Serosa
M   Myometrium
E   Endometrium
Sc   Scanner

Endometriumkarzinom:
Adenokarzinom nur im mikroskopischen Bild nachweisbar

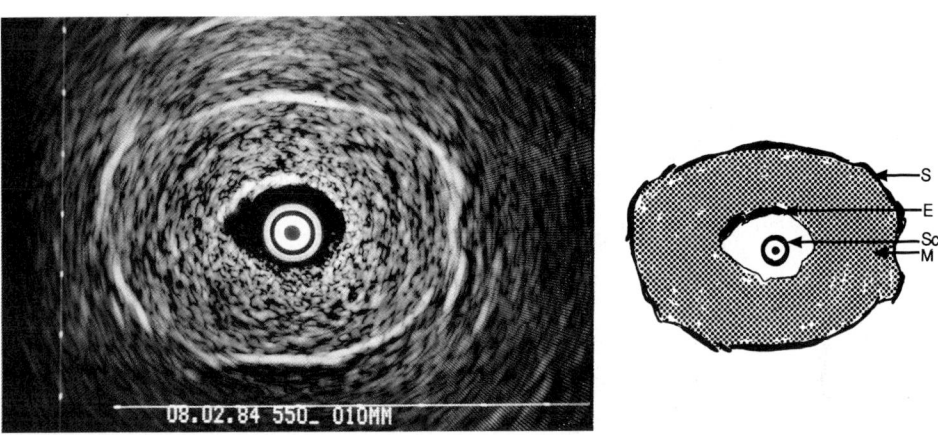

Abb. 108

Im hysterosonographischen Bild erkennt man im echoleeren Kavum keine auffällige Struktur. Nur an der Vorderwand des Kavums läßt sich ein schmaler Saum des echoreichen Endometriums abgrenzen, wogegen an der Hinterwand bei Zustand nach Abrasio kein Endometriumsaum mehr erhalten ist. Das Myometrium ist homogen. Insbesondere findet sich kein Hinweis auf eine karzinomatöse Infiltration. Da nur ein glatter Saum eines atrophischen Endometriums erhalten ist, kann die Diagnose eines Endometriumkarzinoms in diesem Stadium nicht gestellt werden.

S Serosa
E Endometrium
Sc Scanner
M Myometrium

Endometriumkarzinom: exophytisches Wachstum ohne Infiltration

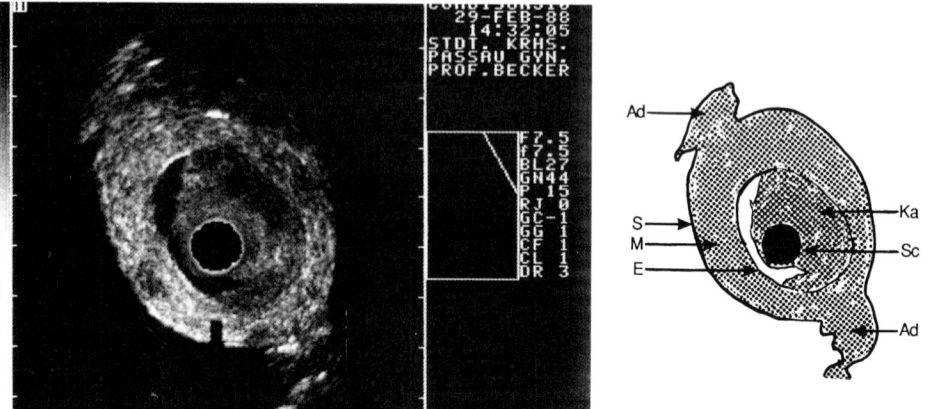

Abb. 109

Der exophytisch wachsende Tumor füllt das Cavum uteri fast vollständig aus. Die Schallsonde liegt eingebettet in Tumorgewebe. Das Gewebe ist gegenüber dem Myometrium gut abgrenzbar. Eine Infiltration hat folglich nicht stattgefunden.

Ad Adnex
S   Serosa
M   Myometrium
E   Endometrium
Ka Karzinom
Sc Scanner

Endometriumkarzinom: exophytisch wachsende Form ohne Infiltration

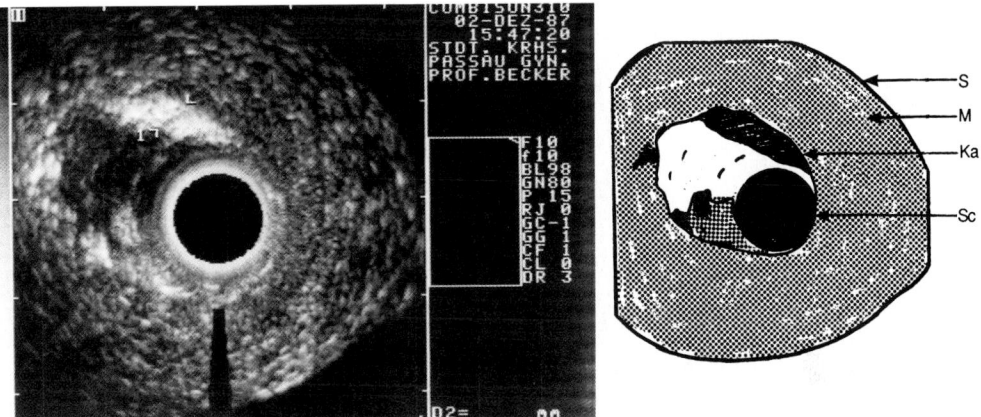

Abb. 110

Die Schallsonde ist links im geräumigen Kavum plaziert. Rechts neben der Sonde an der Hinterwand läßt sich eine echoreiche unregelmäßige Struktur abgrenzen, die in direktem Kontakt zum Endometrium steht. Das Endometrium der Hinterwand ist höher aufgebaut und läßt rechts zwei kleine exophytische Tumoren erkennen. Die Kontur des Endometriums ist nicht unterbrochen. Eine myometrale Infiltration findet sich nicht.

Die HS ermöglicht die Lokalisation und Ausdehnung des intrakavitär wachsenden Endometriums. Die Entscheidung darüber, ob dieses benigne, glandulär-zystisch (Polypen, adenomatöse Hyperplasie) oder maligne ist, kann nur durch die histologische Untersuchung gefällt werden.

S   Serosa
M   Myometrium
Ka   Karzinom
Sc   Scanner

Endometriumkarzinom:
Adenokarzinom mit exophytischem Wachstum

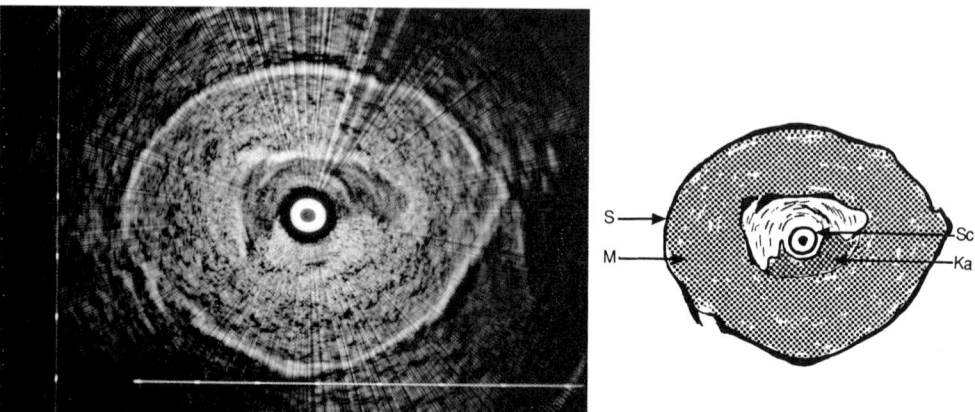

Abb. 111

Typisches Beispiel eines exophytisch wachsenden Endometriumkarzinoms, das von
der Hinterwand des Endometriums ausgeht. Der polypöse Tumor sitzt breitbasig
an der Hinterwand auf, ist relativ echoreich und durch die Schallsonde zum Teil an
der Oberfläche komprimiert. Die Basis zeigt keine echoarmen Areale als Hinweis
für eine mögliche Infiltration. Im Kavum finden sich unregelmäßige Strukturen
mittlerer Echointensität als Hinweis auf Blutkoagel nach Dilatation des Zervikalkanals. Auch die ventralen Endometriumanteile sind von unterschiedlicher Dicke,
jedoch ohne exophytische Tumoranteile.

S   Serosa
M   Myometrium
Sc Scanner
Ka Karzinom

Endometriumkarzinom:
ausgedehntes, exophytisch wachsendes Adenokarzinom

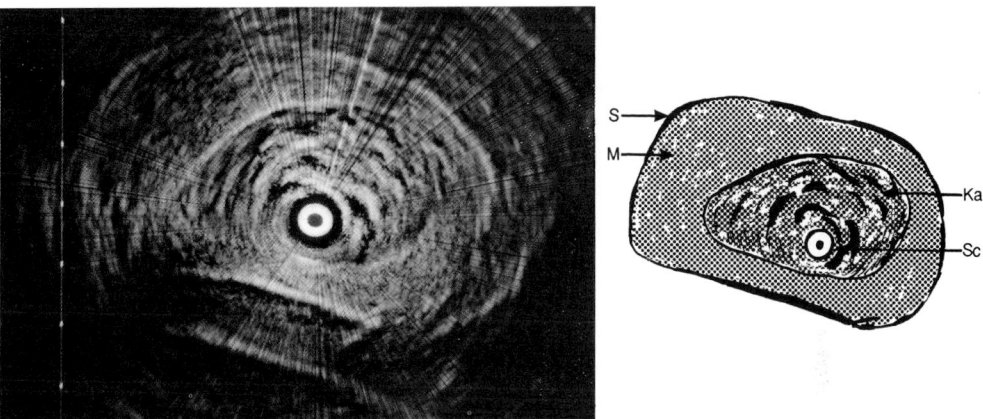

Abb. 112

Das exophytisch wachsende Karzinom füllt das Cavum uteri vollständig aus. Die
Schallsonde liegt inmitten der weichen Tumormassen. Zum Teil besteht der Tumor
aus echoreichen streifigen Bezirken, zum Teil liegen echoleere Areale dazwischen,
die durch nekrotische, verflüssigte Gewebsanteile bedingt sind. Ein schmaler Saum
des echoreichen, atrophischen Endometriums läßt sich als äußere Begrenzung des
Kavums erkennen bis auf einen links liegenden Bezirk, von dem das Tumorwachstum vermutlich ausgeht.

S   Serosa
M Myometrium
Ka Karzinom
Sc Scanner

Endometriumkarzinom: überwiegend exophytisches Wachstum
mit beginnender myometraler Infiltration

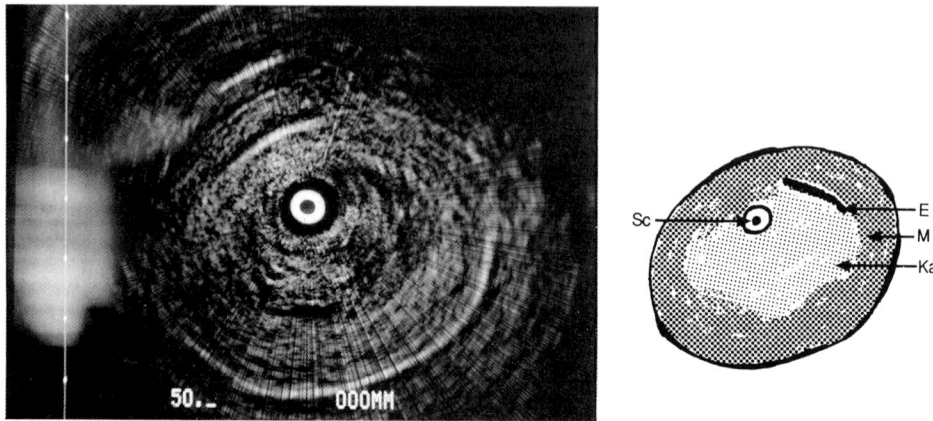

Abb. 113

Das Cavum uteri ist durch unregelmäßige Tumormassen, die teils echoreich, teils
echoarm erscheinen, ausgefüllt. Echoreiches Endometrium läßt sich nur an der
linken Vorderwand erkennen, während es im weiteren Verlauf nicht mehr abgrenzbar ist, ein Hinweis auf eine beginnende myometrale Infiltration des Adenokarzinoms.

Die Infiltration bleibt jedoch oberflächlich, eine immer über 10 mm breite
Schicht normalen Myometriums bleibt erhalten.

Sc Scanner
E Endometrium
M Myometrium
Ka Karzinom

Endometriumkarzinom:
einseitig weit fortgeschrittene Tumorinfiltration (FIGO I)

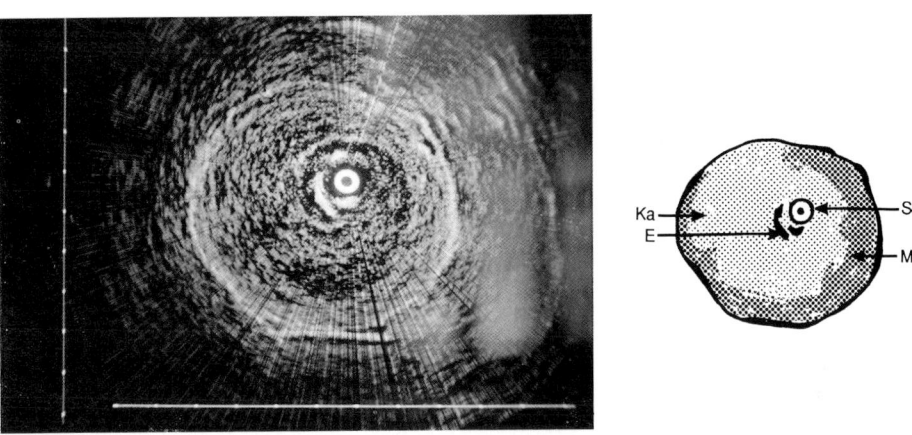

Abb. 114

Der echoarme Tumor wächst zirkulär-infiltrativ, wobei links und dorsal ein ca.
1 cm breiter Bezirk gesunden Myometriums erhalten ist. Dieser Streifen verdünnt
sich nach rechts und dorsal zunehmend, so daß rechts ventral das Tumorgewebe
bis zur Serosa reicht, diese aber noch nicht überschritten hat. Die Schallsonde liegt
in einem kleinen Kavum, das vollständig ausgefüllt wird und in dem noch Reste
des echoreichen Endometriums erhalten sind.

Ka Karzinom
E   Endometrium
Sc Scanner
M   Myometrium

Endometriumkarzinom: überwiegend infiltrativ wachsende Form

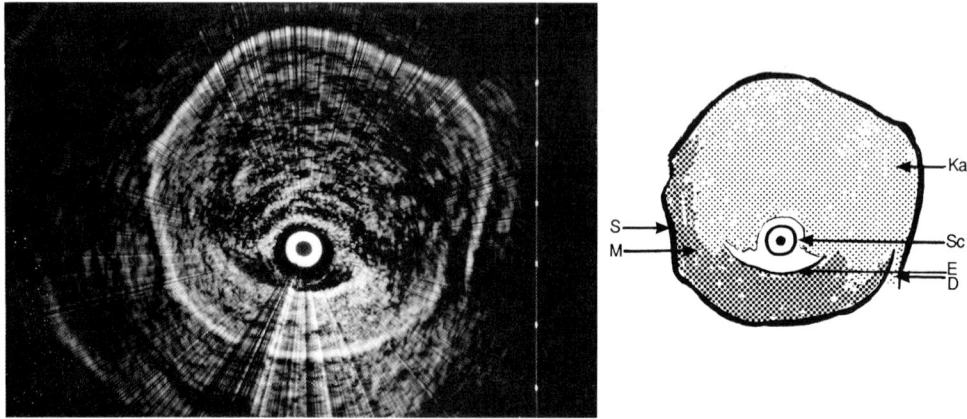

Abb. 115

Die äußere Kontur des Uterus ist an der Vorderwand angedeutet unregelmäßig
aufgetrieben, wobei die echoreiche Struktur der Serosa erhalten ist.

Im Vergleich zum normalen Echomuster des Myometriums der Hinterwand ist
die Vorderwand deutlich echoärmer als Zeichen einer karzinomatösen Infiltration.

Die Abgrenzung zum gesunden Myometrium ist unscharf. Eine Kapselbildung,
wie man sie bei einem Teil der Myome findet, konnte nie beobachtet werden.
Obwohl der Tumor an der Vorderwand bereits zu einer Auftreibung des Organs
geführt hat, ist die Organgrenze der Serosa gewahrt. Die exophytische Komponente des Tumors ist im Vergleich zu seiner weit fortgeschrittenen infiltrativen nur
gering ausgeprägt.

S   Serosa
M   Myometrium
Ka Karzinom
Sc Scanner
E   Endometrium
D   Diskontinuität

Endometriumkarzinom: infiltrativ wachsende Form mit Einbezug der Cervix uteri (FIGO II)

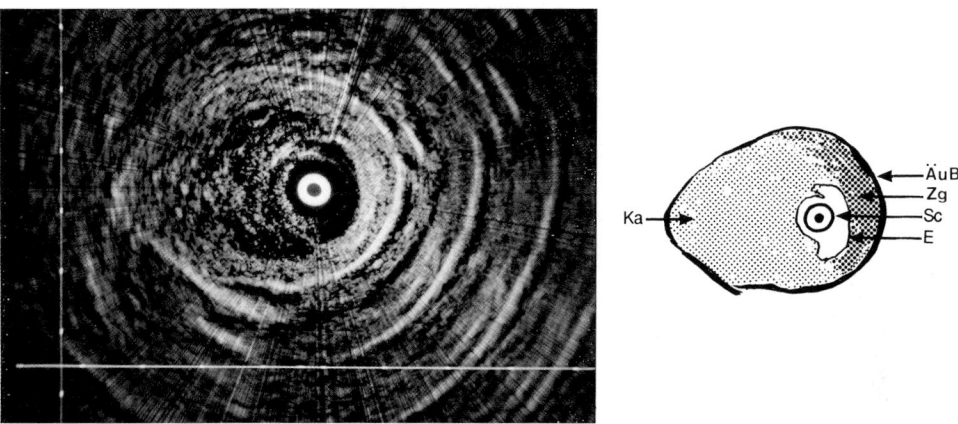

Abb. 116

Der hysterosonographische Schnitt durch die Zervix zeigt die runde Kontur auf der rechten Seite durch Tumorwachstum deformiert. Das auf der linken Seite erhaltene normale Zervixgewebe setzt sich gut gegen die deutlich echoärmeren Anteile der tumorös durchsetzten Abschnitte ab. Das Karzinom wächst dabei zapfenförmig nach rechts unter Auftreibung der Außenkontur, wobei jedoch die echoreiche äußere Begrenzung noch erhalten ist.

Ka   Karzinom
ÄuB Äußere Begrenzung
Zg   Zervixgewebe
Sc   Scanner
E   Endometrium

Endometriumkarzinom:
organüberschreitendes infiltratives Wachstum (FIGO III)

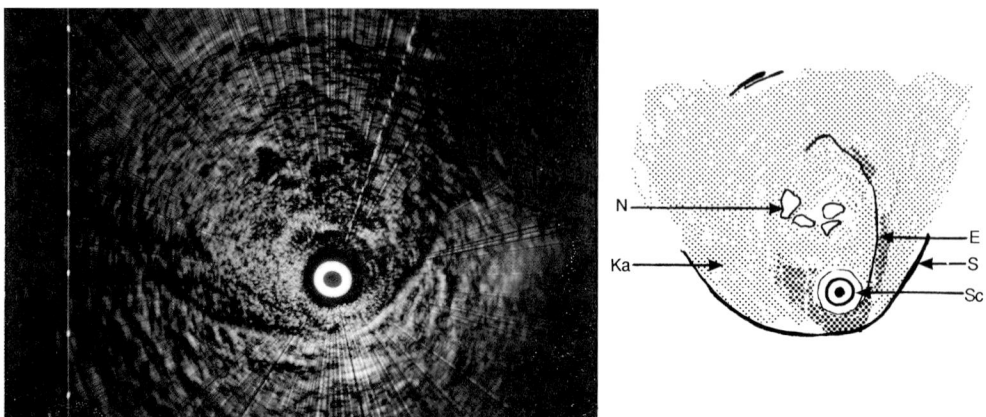

Abb. 117

Der Uterus ist deutlich vergrößert. Die Schallsonde liegt dorsal nahe der Serosa. Ein eigentliches Kavum läßt sich nicht abgrenzen. Nach ventral lassen sich mehrere unregelmäßige, teils echoreiche, teils echoarme Abschnitte erkennen. Der gesamte dargestellte Querschnitt ist echoärmer als normales Myometrium, so daß eine vollständige Durchsetzung mit Tumorgewebe angenommen werden muß. Nur rechts ventral ist an einer Stelle die echoreiche Serosa als äußere Organbegrenzung erhalten, während sie im übrigen durch ein organüberschreitendes Karzinom-wachstum zerstört ist.

N Nekrosen
Ka Karzinom
E Endometrium
S Serosa
Sc Scanner

Sonstige Tumoren

Karzinosarkom des Uterus

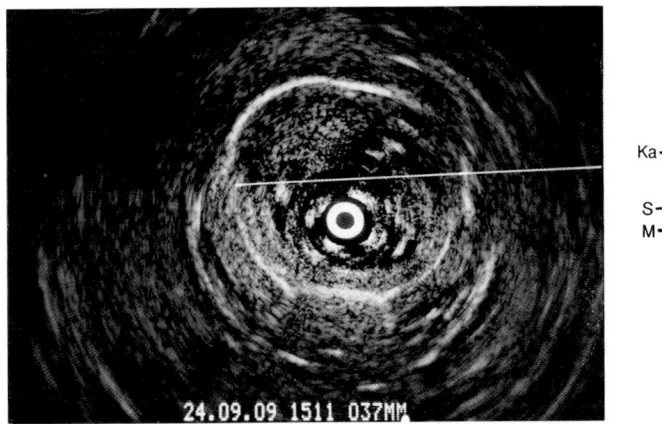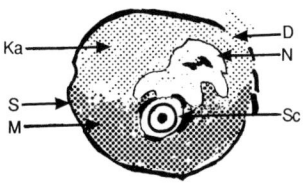

Abb. 118

Das tief infiltrierend in die Vorderwand wachsende Karzinosarkom hat die Vorderwand des Uterus aufgetrieben.

Die Infiltration der Vorderwand hat die echoreiche Serosa erreicht und sie auf
der linken Seite durchbrochen. Typisch für ein Karzinosarkom ist das links ventral
liegende echoleere Areal als Ausdruck einer verflüssigten Nekrose, in dem sich
unregelmäßige echoreiche Strukturen finden.

Ka Karzinom
S   Serosa
M   Myometrium
D   Diskontinuität
N   Nekrosen
Sc Scanner

Entzündlicher Konglomerattumor

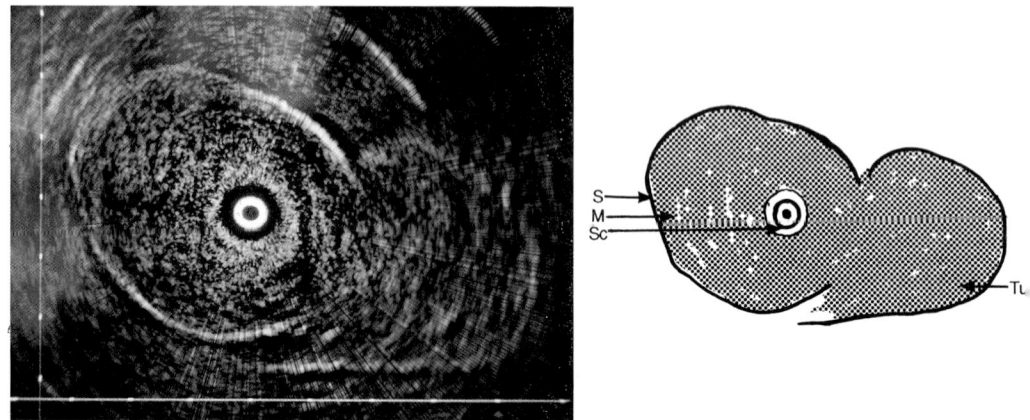

Abb. 119

Entzündliche Konglomerattumoren entstehen, wenn Entzündungen, die vom Darm oder den Adnexen ausgehen, eine organübergreifende Ausbreitung zeigen, was zur direkten Adhärenz des Uterus führt. Hysterosonographisch zeigt sich dann eine Gewebsmasse, die relativ echoarm erscheint. Ein divertikulitischer Pseudotumor hat im dargestellten Fall zu einer direkten Invasion in das Myometrium auf der linken Seite geführt. Die Serosa ist an der Kontaktstelle unterbrochen, das entzündliche Granulationsgewebe läßt sich nicht vom Myometrium trennen. Wieder einmal mehr zeigt sich an diesem Beispiel, daß die HS das histologische Gutachten nicht ersetzen kann.

S   Serosa
M   Myometrium
Sc Scanner
Tu Tumor

Rezidiv eines Endometriumkarzinoms nach kombinierter externer
und interner Radiatio

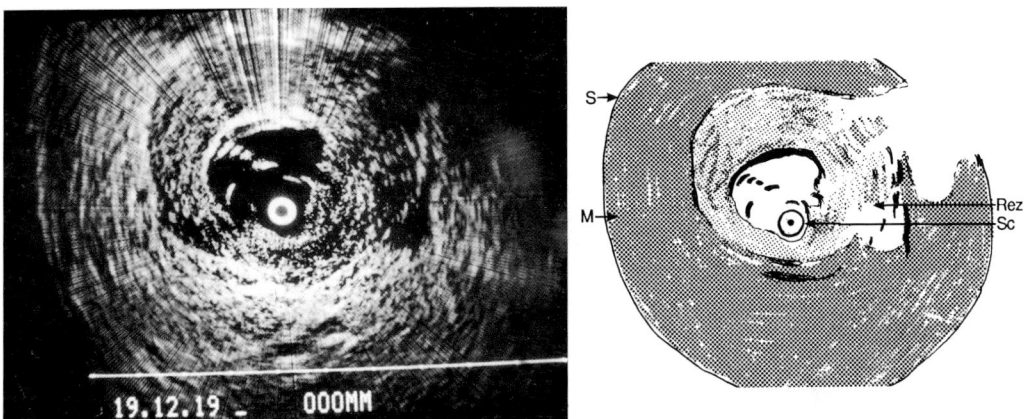

Abb. 120

Das Bild zeigt ein linksseitig liegendes Rezidiv, das sich echoärmer als das übrige
Myometrium darstellt. Die natürliche Organgrenze ist nach außen hin durchbrochen, und das Tumorwachstum dehnt sich nach links vorn zur Blase hin aus. Auf
der Seite des Rezidivs ist das Cavum uteri durch Tumorgewebe deformiert. Die
Begrenzung zwischen Rezidivgewebe und Myometrium ist unscharf.

S   Serosa
M   Myometrium
Rez Rezidiv
Sc   Scanner

Zusatzinformationen der Hysterosonographie

Darstellung von Darmschlingen

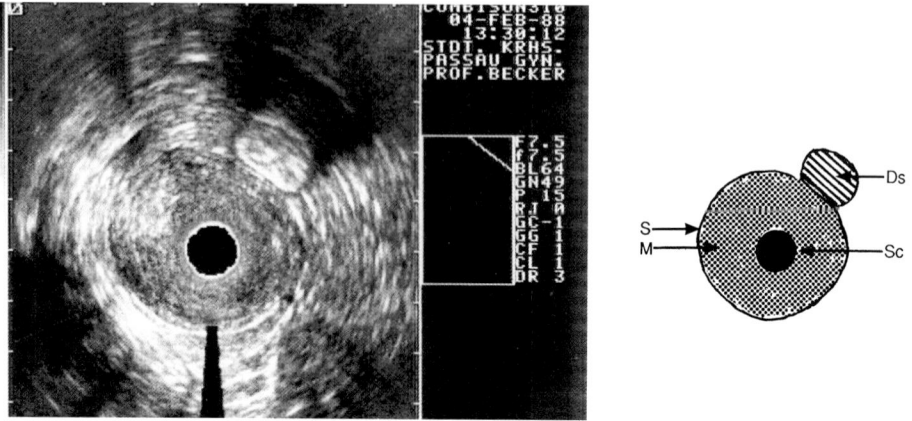

Abb. 121

Dünndarmschlingen finden sich häufig in direktem Kontakt mit der äußeren Oberfläche des Uterus. Sie sind gekennzeichnet durch eine echodichte Wand und ein
teils echoarmes, teils echoreiches Lumen. Die Größe kann erheblich schwanken.
Eine Entscheidung darüber, ob es sich um Darmschlingen handelt oder nicht, ist
leicht durch eine kurzdauernde kontinuierliche Beobachtung zu fällen, da sich
Darmschlingen durch ihre typische Peristaltik auszeichnen und damit aus dem
Gesichtsfeld verschwinden bzw. neu erscheinen.

S   Serosa
M   Myometrium
Ds Darmschlinge
Sc Scanner

Darstellung der Harnblase

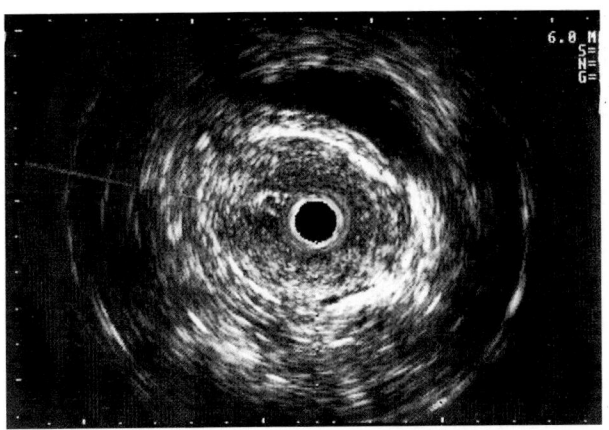 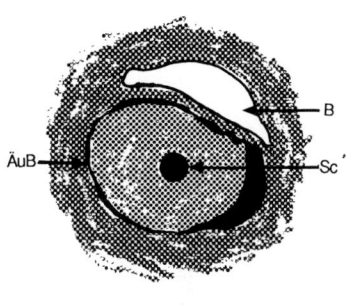

Abb. 122

Da die Harnblase der Vorderwand der Gebärmutter direkt anliegt bzw. im Bereich der Zervix mit ihr verwachsen ist, kann sie oft bildlich dargestellt werden.

Meist handelt es sich um einen echoarmen, ovalen bis sichelförmigen Bezirk ventral der Gebärmutter. Je fundusnäher die Sonde zu liegen kommt, desto seltener ist die Blase zu beobachten. Im Zervixbereich ist sie fast immer darstellbar, es sei denn, sie wurde vor der Untersuchung völlig entleert. Häufig sind Schallreflexe als Ausdruck einer sich bewegenden bzw. strömenden Flüssigkeit in der Blase erkennbar.

ÄuB   äußere Begrenzung
B   Blase
Sc   Scanner

Endovesikaler Ballonkatheter

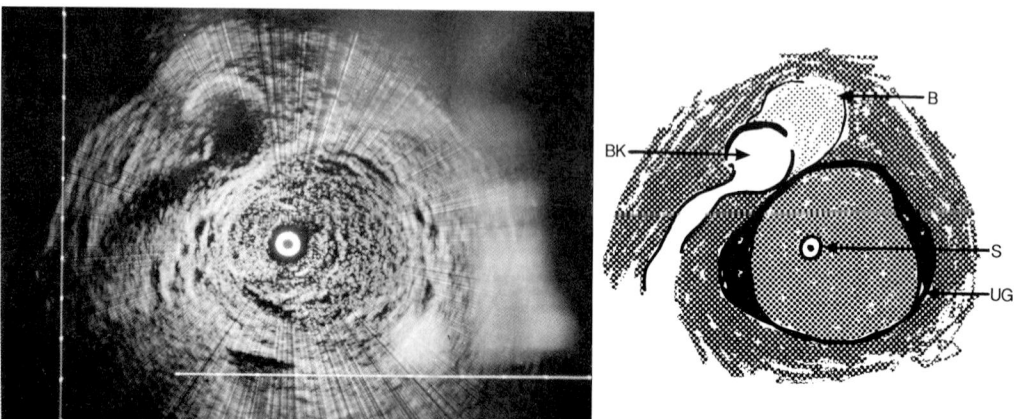

Abb. 123

Endovesikale Ballonkatheter stellen sich als runde Gebilde in der Blase mit echoreicher Begrenzung dar. Man beachte den direkten Kontakt des Ballonkatheters
mit der Vorderseite des Uterus durch die weitgehend entleerte Blase, die nur rechts
eine geringe Restfüllung aufweist.

BK Ballonkatheter
B   Blase
S   Serosa
UG Uterinagefäße

Metallkörper im Cavum uteri: Kupfer-T

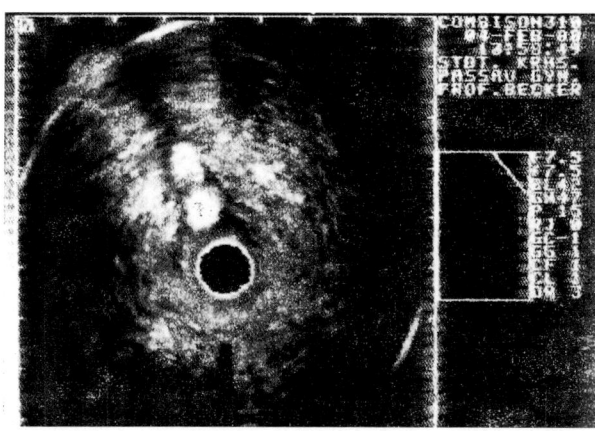 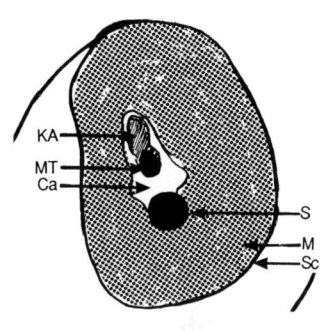

Abb. 124

Vaginosonographisch kann ein IUD im Cavum uteri gut lokalisiert werden. Da bei der HS nur Transversalschnitte möglich sind, zeigt sich lediglich ein extrem echoreicher Reflex im Cavum uteri, der dem Querschnitt des IUD entspricht. Der Kunststoffteil der Spirale kann etwas echoärmer im Tubenwinkel richtig positioniert erkannt werden. Als Positions- bzw. Lagekontrolle kommt die HS nicht in Frage. Dieses Beispiel ist ein Zufallsbefund.

KA Kunststoffarm
MT Metallteil
Ca Cavum uteri
S   Serosa
M   Myometrium
Sc Scanner

Artefakte

Artefaktbildungen sind in der Endosonographie häufig anzutreffen. Sie können die Aussagekraft der Untersuchung entscheidend schmälern bzw. die Untersuchung völlig unbrauchbar werden lassen.

Eine Verminderung der Artefakte läßt sich erreichen durch:

- das Arbeiten mit einem technisch einwandfreien Gerät,
  durch die sorgfältige Pflege und Reinigung des Schallkopfs (besonders wichtig bei der HS ist die Reinigung des Schallkopfs nach den Empfehlungen des Herstellers),
- eine optimale individuelle Geräteinstellung, die von Patientin zu Patientin und von Transversalschnitt zu Transversalschnitt bei derselben Patientin erheblich variieren kann,
- die Durchführung der Untersuchung mit einer gewissen manuellen Geschicklichkeit.

Gerätebedingte Artefakte

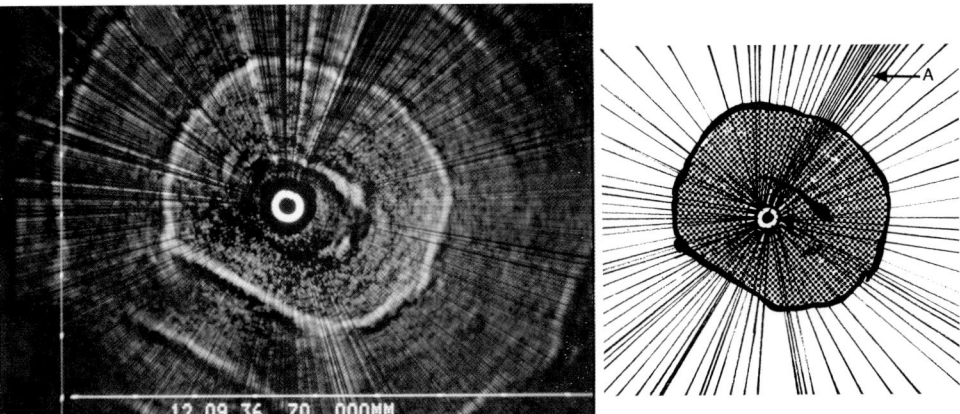

Abb. 125

Gerätebedingte Artefakte äußern sich meist – außer in einem vollständigen Ausfall der Bildgebung – in Störungen der Signalübertragung vom rotierenden Scanner. Kennzeichnend für diese Art der Störung sind vom Scanner sektorförmig nach außen verlaufende Artefakte.

Diese können echoarm, aber auch echoreich erscheinen, in gleichen Abständen oder aber auch kumuliert angeordnet sein.

Abhilfe: Überprüfung des Scanners durch den Hersteller.

A Artefakte

Filmbedingte Artefakte

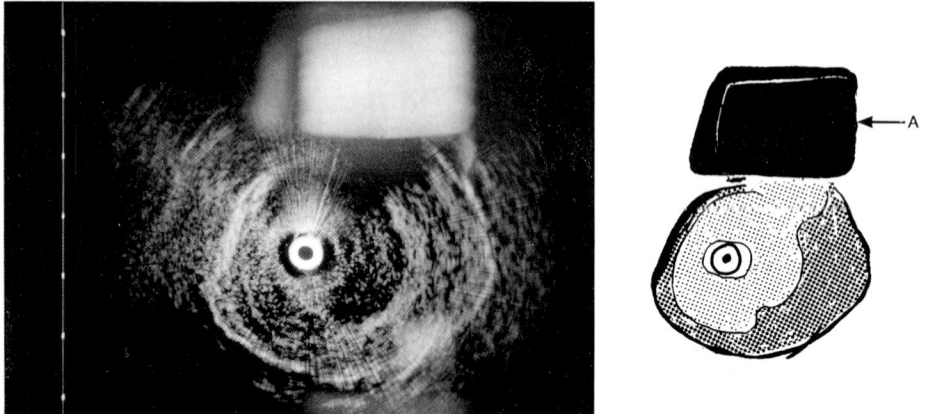

Abb. 126

Hauptsächlichste Ursachen filmbedingter Artefakte sind:

– falsche Lagerung,
– Mißachtung des Verfalldatums,
– unsachgemäße Behandlung und Entwicklung,
– Vorbelichtung.

Im gezeigten Beispiel ist das große rechteckige Areal an der vorderen Bildfläche Ausdruck einer partiellen Vorbelichtung des Films. An dieser Region kann keine Aussage getroffen werden. Das Bild ist deshalb für die Diagnostik nur zum Teil verwertbar.

A   Artefakte

Artefakte durch falsche Nahfeldeinstellung

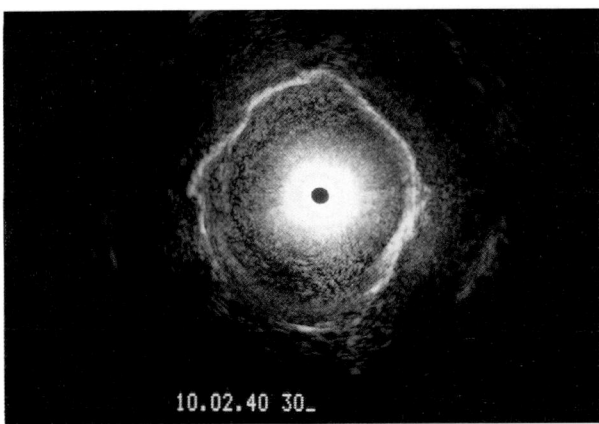

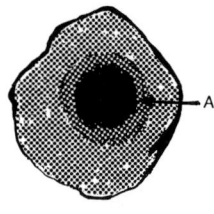

Abb. 127

Eine falsche Nahfeldeinstellung verhindert über das Nahfeld hinaus eine Aussage über die Gewebsstrukturen. Häufigster Fehler ist eine zu intensive Aussteuerung, die zur Überstrahlung des dem Scanner angrenzenden Gewebes führt.

A Artefakte

Artefakte durch falsche Fernfeldeinstellung

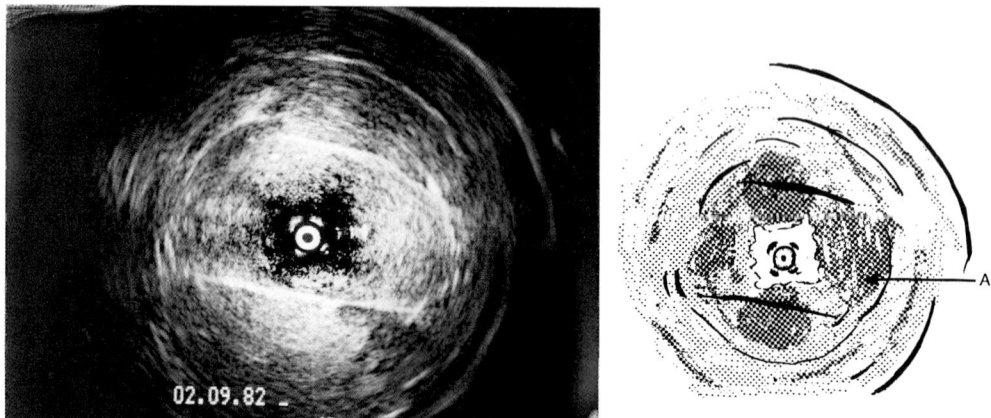

Abb. 128

Das Fernfeld sollte so ausgesteuert werden, daß die Gewebsstrukturen einerseits nicht zu dunkel, andererseits nicht überstrahlt (wie im gezeigten Beispiel) dargestellt werden. Zusätzlich ist im gezeigten Beispiel die Nahfeldeinstellung falsch, da das Cavum uteri und das Endometrium zu dunkel ausgesteuert sind.

A   Artefakte

Artefakte durch direkten Kontakt des Scanners mit Gewebe

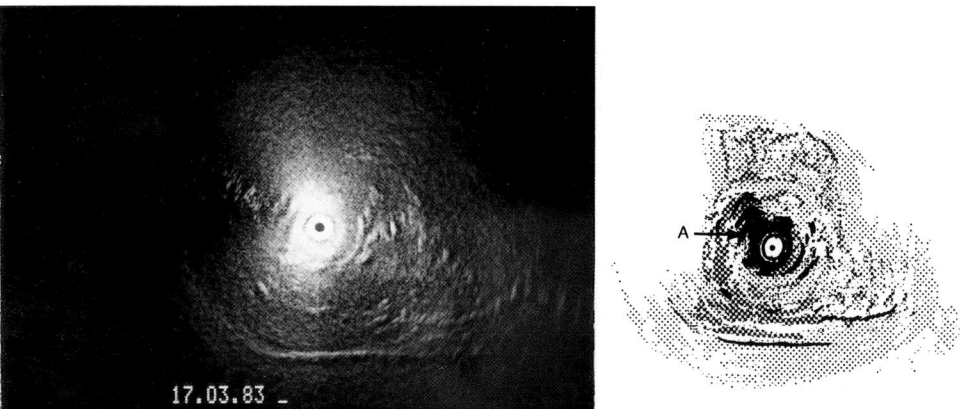

Abb. 129

Der Scanner muß innerhalb des mit Flüssigkeit gefüllten Cavum uteri frei rotieren. Kommt es zu einem direkten Gewebskontakt, so sind massive Störartefakte die Folge, die zu einem völligen Informationsverlust der HS führen können. Abhilfe kann durch eine entsprechende Verlagerung des Scanners geschaffen werden, so daß wieder eine ausreichende Wasservorlaufstrecke gewährleistet ist.

A Artefakte

Artefakte bei Darstellung der Cervix uteri

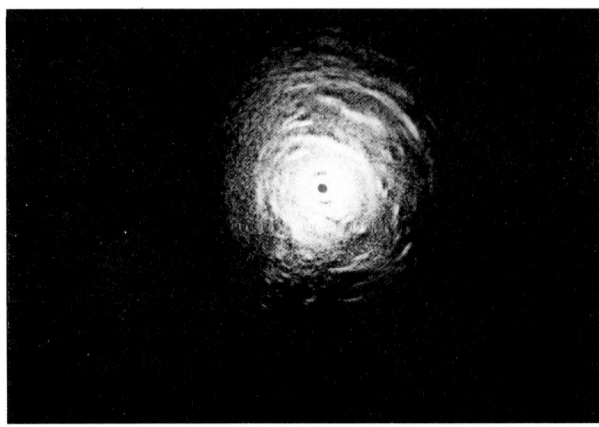 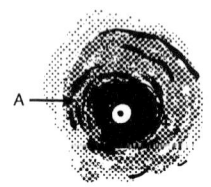

Abb. 130

Insbesondere bei einem engen Zervikalkanal kann es schwierig bis unmöglich sein, den direkten Kontakt zwischen Gewebe und Scanner zu vermeiden. Auch durch Verlagerung des Scanners kann dieses Problem nicht immer behoben werden. Gelingt es nicht, sind Abbildungen wie die gezeigte die Folge, die keine verwertbare Aussage über Gewebsstrukturen zuläßt.

A   Artefakte

Artefakte durch individuelle Gegebenheiten des Uterus

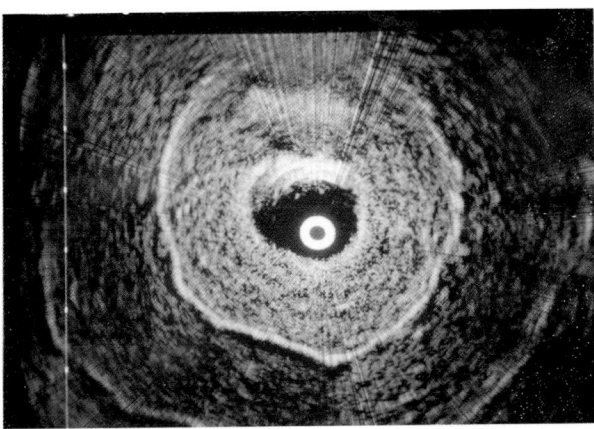 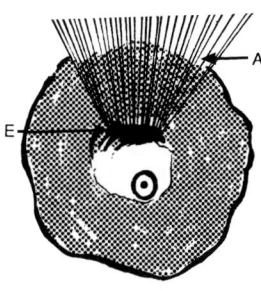

Abb. 131

Hoch aufgebautes Endometrium erscheint als breiter echoreicher Streifen, der zu einem mehr oder weniger starken Schallschatten dorsal davon führt. Im dargestellten Beispiel führt der breite Endometriumsaum an der Vorderwand des Kavums zu einem sektorförmigen Schallschatten.

A Artefakte
E Endometrium

Klinische Anwendung der Hysterosonographie bei der intrakavitären Bestrahlungsplanung

Neben der Abklärung uteriner Ursachen der Sterilität und neben der präoperativen Diagnostik bei einem Endometriumkarzinom findet die HS Anwendung bei der intrakavitären Bestrahlung des Endometrium- und des Zervixkarzinoms.

Die HS wird dabei direkt vor der Einlage im Anschluß an die Dilatation des Zervikalkanals durchgeführt, so daß keine zusätzliche Anästhesie nötig ist. Die Zeitdauer liegt zwischen 3 und 5 min.

Folgende, für die intrakavitäre Bestrahlungsplanung relevante Fakten sind sofort verfügbar:

- Durchmesser des Uterus von der Zervix bis zum Fundus,
- Größe und Form des Kavums,
- Dicke des Myometriums,
- Ausdehnung und Infiltrationstiefe des Karzinoms.

Von entscheidender Bedeutung für die Bestrahlungsplanung ist dabei die Tatsache, daß bei der Durchführung der HS praktisch identische Verhältnisse vorliegen wie bei der intrakavitären Einlage. Deshalb kann mit Hilfe der HS das Zielvolumen der intrakavitären Bestrahlung (karzinomatöses Gewebe und Uterus) bei einer topographischen Anordnung, die derjenigen *während* der Radiatio entspricht, exakt bestimmt werden.

Es kann eine der Größe des Kavums entsprechende optimale Applikatorform gewählt werden, insbesondere kann bei einem bekannt kleinen Kavum ein solcher Applikator verwendet werden, bei dem keine Perforationsgefahr besteht.

Die hysterosonographische Querschnittdarstellung des Uterus und der makroskopisch sichtbaren Tumorausbreitung erlaubt eine direkte Isodosenüberlagerung ohne digitale Weiterverarbeitung. Auf diese Weise kann entschieden werden, ob die bestrahlungsrelevante Isodose das Organ vollständig umfaßt. Bei einer asymmetrischen Isodosenverteilung aufgrund individueller anatomischer Gegebenheiten kann die Dosis an jedem beliebigen Querschnittspunkt bestimmt werden.

Isodosenverteilung ohne digitale Weiterverarbeitung, dem Umriß
eines hysterosonographischen Querschnittbildes überlagert

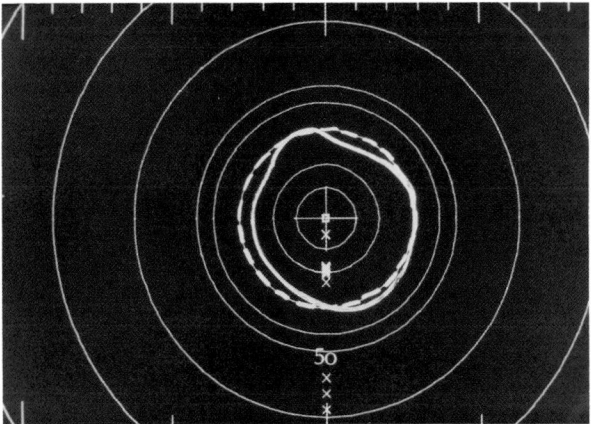

Abb. 132

Die Schnittiefe des hysterosonographischen Bildes beträgt 50 mm vom äußeren
Muttermund an gemessen. Die bestrahlungsrelevante Isodosenkurve ist gestrichelt
eingezeichnet. Dabei ist ersichtlich, daß der gesamte Umfang des Organs von der
ausgewählten Isodose umschlossen wird.

Isodosenverteilung ohne digitale Weiterverarbeitung,
asymmetrische Applikationslage

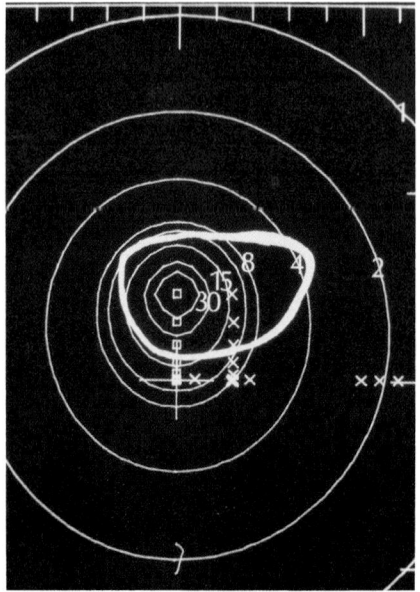

Abb. 133

Die nach rechts verlagerte Applikatorsonde führt zu einer ausgeprägt asymmetrischen Isodosenverteilung, wobei die Absolutwerte einer Einzelbestrahlung in Gray (Gy) angegeben sind. Es ist dabei offensichtlich, daß links in den äußeren Abschnitten des Uterus (die Außenkontur ist als breite Linie markiert) nur geringe Dosen appliziert werden. Im Fall einer Karzinomausbreitung nach links wäre eine deutliche Unterdosierung die Folge.

Neben der direkten Verwendung hysterosonographischer Querschnittsbilder zur Bestrahlungsplanung ergeben sich aus der digitalen Weiterverarbeitung zahlreiche Möglichkeiten.

So kann aus digitalisierten hysterosonographischen Bildern die gewünschte Isodosenverteilung unter gleichzeitiger Darstellung der Organanatomie erreicht werden. Die Isodosenverteilung ist dabei nicht nur in axialer, sondern auch in sagittaler und koronarer Schnittführung möglich. Sie kann somit den individuellen Gegebenheiten in jeder beliebigen Weise angepaßt werden.

Durch die Kombination mit CT-Schnittbildern ist darüber hinaus eine gemeinsame Planung von intrakavitärer und perkutaner Strahlentherapie möglich.

Isodosenverteilung nach digitaler Weiterverarbeitung hysterosonographischer Querschnittsbilder

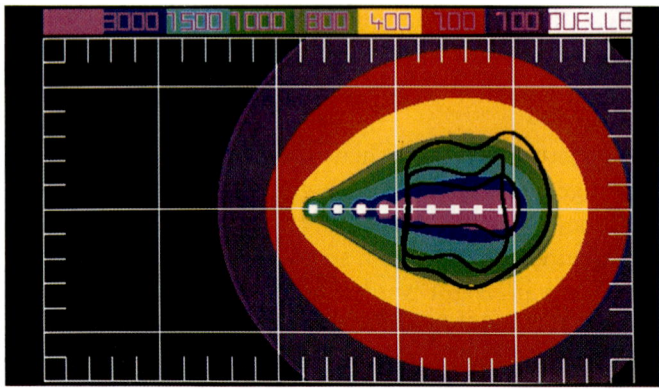

Abb. 134

Dargestellt ist die Isodosenverteilung in sagittaler Schnittführung bei einer intrakavitären Bestrahlung mit einem einzelnen geraden Applikator. Die Haltepunkte
der zentral liegenden Quelle sind weiß, die der Außenkontur des Uterus als
schwarze Linie dargestellt. Innerhalb der schwarzen Linie der Außenkontur liegt
eine zweite Linie, die die makroskopische äußere Tumorgrenze darstellt. Die Dosis-
bereiche einer Einzelbestrahlung sind farbig eingezeichnet, die Zahlenwerte sind in
rad angegeben. (Berechnung Dr. K. H. Englmeier, GSF, Neuherberg.)

Überlagerung eines hysterosonographischen Querschnittsbildes
mit Isodosen in einem CT-Schnittbild

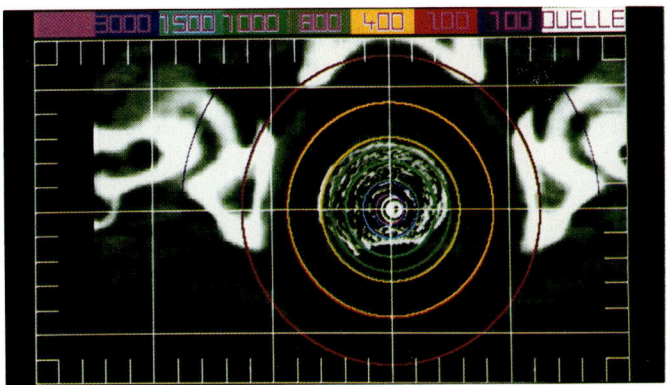

Abb. 135

Dem hysterosonographischen Digitalbild sind die Isodosenlinien einer intrakavitären Einlage überlagert, wobei die verschiedenen Farben die jeweiligen Einzeldosen
(die Absolutwerte sind in rad angegeben) kennzeichnen. Das HS-Bild wurde mit
den Isodosenlinien einem CT-Schnittbild in der Höhe des hysterosonographischen
Querschnittbildes überlagert, wodurch die Belastung von Blase und Darm sowie
der Beckenwand bestimmt werden kann. (Berechnung Dr. K. H. Englmeier, GSF,
Neuherberg.)

Pseudodreidimensionale Darstellung

Die rechnerische Weiterverarbeitung digitaler hysterosonographischer Querschnittsbilder gestattet eine pseudodreidimensionale Darstellung. Diese liefert
zwar keine prinzipiell neuen Informationen, zeigt jedoch die jeweilige pathologische Situation sehr anschaulich, so daß eine derartige Darstellung wünschens-
wert erscheint.

Pseudodreidimensionale Darstellung eines subserösen Myoms

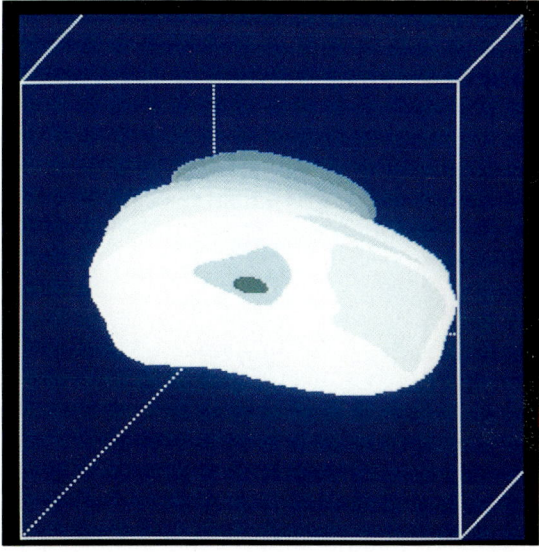

Abb. 136

Das gesamte Myometrium ist weiß dargestellt. Das große subseröse Myom ist hellgrau abgebildet. Das zentral liegende Cavum uteri ist dunkel. (Berechnung Dr. K. H. Englmeier, GSF, Neuherberg.)

Pseudodreidimensionale Darstellung eines Endometriumkarzinoms

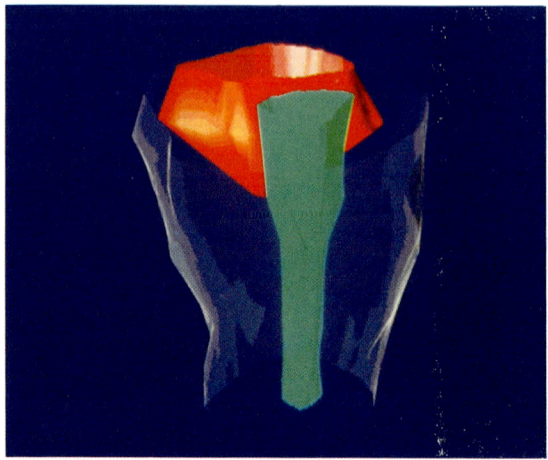

Abb. 137

Der Uterus ist blau abgebildet, das sich im Fundus infiltrierend ausbreitende Endometriumkarzinom rot. Das Cavum uteri erscheint türkis. (Berechnung Dr. K. H. Englmeier, GSF, Neuherberg.)

Pseudodreidimensionale Darstellung eines Endometriumkarzinoms sowie einer den ganzen Uterus umschließenden Isodose

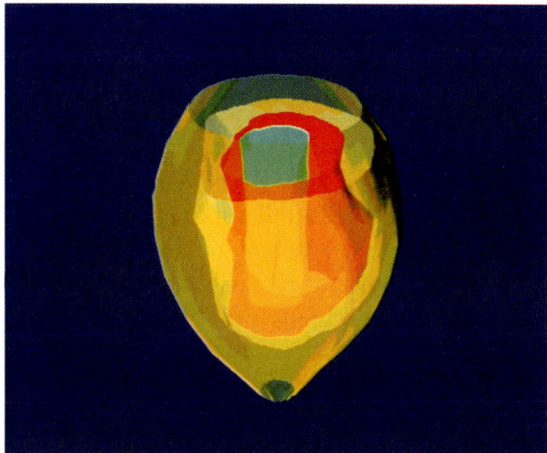

Abb. 138

Die grün dargestellte bestrahlungsrelevante Isodose umhüllt den gesamten Uterus (gelb), wobei neben dem türkisen Cavum uteri ein rot dargestelltes, infiltrierend wachsendes Endometriumkarzinom zu sehen ist. (Berechnung Dr. K. H. Englmeier, GSF, Neuherberg.)

Präoperatives Staging beim Endometriumkarzinom

In der Primärtherapie des Endometriumkarzinoms hat sich ein *deutlicher* Wandel vollzogen. Patientinnen mit einem Tumorstadium $I_a - II_b$ (nach der FIGO-Klassifikation) werden mehrheitlich einer operativen Therapie zugeführt. Während früher die einfache Hysterektomie mit Entfernung der Adnexe als ausreichende Behandlung angesehen wurde, hängt die „Radikalität" des operativen Eingriffs heute von vielen präoperativ erhobenen Befunden ab. Es gibt eine Reihe sog. „negativer Prognosefaktoren" (s. Tabelle 5), die entscheidenden Einfluß auf das weitere Fortschreiten der Erkrankung haben. Neben der Narkoseuntersuchung und der histologischen Verifizierung des Tumors mittels fraktionierter Abrasio, bei der zugleich die Sondenlänge bestimmt wird, sollte unseres Erachtens präoperativ auch die Bestimmung der Myometriuminfiltration sowie die Festlegung der Ausbreitung des Tumors mittels Hysterosonographie zu den Voruntersuchungen gehören.

Zudem ist eine Aussage über die Lokalisation des Karzinoms möglich. Ort, Ausdehnung und Infiltration können nur sonographisch bestimmt werden. Durch die Kürettage erhält man darüber keine Informationen.

Dies ist um so wichtiger, da eingehende Untersuchungen zeigen, daß die Tiefe der myometralen Infiltration sowie die Ausdehnung des Tumors – besonders in die Cervix uteri – entscheidende Faktoren für das weitere Schicksal der Patientin darstellen.

Abbildung 139 zeigt den Zusammenhang von Infiltrationstiefe und Rezidiven bzw. Fernmetastasen bei Endometriumkarzinom (Zander u. Baltzer 1986). Zugleich wird deutlich, daß die Bestimmung der Sondenlänge ein unzuverlässiger Parameter der Karzinomausbreitung ist.

Tabelle 5
Negative Prognosefaktoren (nach O. Käser 1986)

1. Höheres Alter und schlechter Allgemeinzustand
2. Höheres Stadium der Erkrankung
3. Geringerer histologischer Differenzierungsgrad
4. Tiefe myometrale Infiltration
5. Übergreifen des Tumors auf Isthmus und Zervix
6. Gefäßeinbrüche
7. Atypische histologische Bilder
8. Extrauterine Tumorausbreitung
9. Positive Peritonealzytologie
10. Fehlen von Hormonrezeptoren
11. Kombination verschiedener Faktoren

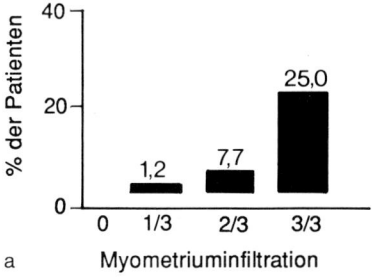

a   Myometriuminfiltration

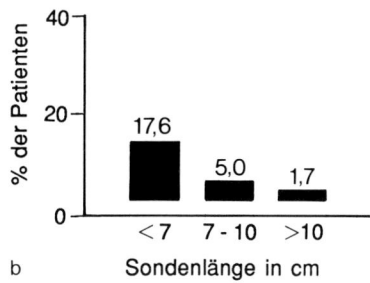

b   Sondenlänge in cm

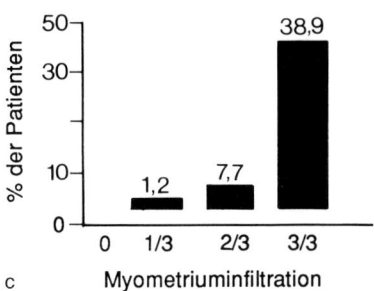

c   Myometriuminfiltration

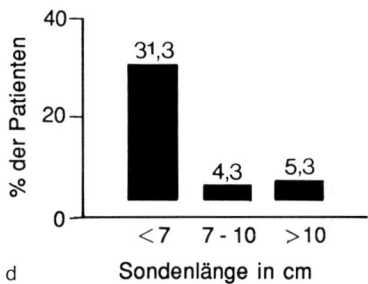

d   Sondenlänge in cm

Abb. 139 a–d
Häufigkeit von Rezidiven und Fernmetastasen in Abhängigkeit von der gemessenen Sondenlänge und der Myometriuminfiltration. (a) Myometriuminfiltration und Rezidivhäufigkeit; (b) Sondenlänge und Rezidivhäufigkeit; (c) Myometriuminfiltration und Häufigkeit von Fernmetastasen; (d) Sondenlänge und Häufigkeit von Fernmetastasen. (Nach Zander u. Baltzer 1986)

    Die myometrane Infiltration korreliert auch gut mit der Anzahl der positiven Beckenlymphknoten sowie der paraaortalen Lymphknoten. Je tiefer die Infiltration, desto eher muß mit einem positiven Lymphknotenbefall gerechnet werden. Auch die 5-Jahres-Überlebensrate geht mit zunehmender Infiltration des Tumors zurück (Tabelle 6).

    Betrachtet man die Häufigkeit von Rezidiven, so wird deutlich, daß diese bei tiefer Infiltration innerhalb von 2 Jahren bis zu 29% zunimmt (nach Creasman 1985).

    Die Tiefe der myometralen Infiltration hat also entscheidenden Einfluß auf Rezidivrate, Lymphknotenbefall und 5-Jahres-Überlebensrate. Deshalb muß sich die Operationstaktik beim Endometriumkarzinom auch nach diesem Kriterium richten, und zwar nicht erst nach Entfernung der Gebärmutter, sondern präopera-

Tabelle 6
Tiefe der Myometriuminfiltration als prognostischer Faktor. (Nach Creasman et al. 1976; Jones 1975)

Infiltrationstiefe ins Myometrium	Positive Beckenlymphknoten [%]	Positive para- aortale Lymphknoten [%]	5-Jahres- Überlebensrate [%]
Oberflächliche Infiltration (≤1/3)	5	4	83
Tiefe Infiltration (>1/3)	46,4	28,5	60

Tabelle 7
5-Jahres-Überlebensrate in Relation zum histologischen Grad und der Infiltrationstiefe. (Nach DiSaia u. Creasman 1981; Ng u. Reagan 1970)

Infiltrationstiefe ins Myometrium	Grad 1	2	3
	[%]	[%]	[%]
Keine Infiltration	95	93	63
Oberflächliche Infiltration	92	72	50
Tiefe Infiltration	33	37	18

tiv. Denn nur dann kann entschieden werden, wie ausgedehnt operiert werden soll. Integriert man in die Überlegungen noch den histologischen Differenzierungsgrad, der zusammen mit der Infiltrationstiefe die Überlebensrate stark beeinflußt (Tabelle 7), die Art des Tumors sowie die Ausbreitung (Befall der Zervix oder lediglich des Corpus uteri), so kann eine vernünftige Operationsplanung erfolgen.

Die einfache Hysterektomie mit Adnektomie beidseits sollte folglich lediglich im Stadium 0 (Carcinoma in situ) bzw. im Stadium I mit fehlender oder nur minimaler Infiltration (bis maximal ein Drittel des Myometriums) durchgeführt werden. Besteht eine tiefere myometrale Infiltration, so sollte, soweit dies der Allgemeinzustand der Patientin zuläßt, eine Mitentfernung der Parametrien, einer Scheidenmanschette sowie eine pelvine, evtl. sogar paraaortale Lymphonodektomie neben der Hysterektomie und Adnektomie beidseits erfolgen.

Literatur

Abdulla U, Campbell S, Dewhurst CJ, Talbert D, Lucas M, Mullarkey M (1971) Effect of diagnostic ultrasound on maternal and fetal chromosomes. Lancet II: 829–831

AIUM Bioeffects Committee (1977) Statement on mammalian in vivo ultrasonic biological effects. J Clin Ultrasound 5: 2; Reflections 4 (1978)

Bald R, Hackelöer PJ (1983) Ultraschalldarstellung verschiedener Endometriumformen. In: Otto R, Jann FX (Hrsg) Ultraschalldiagnostik 82. Thieme, Stuttgart New York, S 325

Becker H, Hötzinger H, Hautmann M (1987) The determination of the extension of carcinomas of the endometrium by hysterosonography. Kongreßband Euroson (1987), Helsinki p 118

Braun B, Günther R, Schwerk WB (1983) Ultraschalldiagnostik – Lehrbuch und Atlas. Ecomed, Landsberg

Creasman WT (1985) Endometrial cancer: Pathogenesis and its implications. XI FIGO World Congress, Berlin

Creasman WT, Borobow RC, Morrow CP, Di Saia PJ, Blessing J (1976) Adenocarcinoma of the endometrium; its metastatic lymph node potential; a preliminary report. Gynecol Oncol 4: 239

Di Magno EP, Buxton JL, Regan PT, Hattery RR, Wilson DA, Suarez JR, Green PS (1980) The ultrasonic endoscope. Lancet I: 629–631

DIN-Taschenbuch 22 (1978) Normen für Größen und Einheiten in Naturwissenschaft und Technik. Beuth, Berlin

DiSaia PJ, Creasman WT (1981) Clinical Gynecologic Oncology. Mosby, St. Louis

Donald J, MacVicar J, Brown TG (1958) Investigation of abdominal masses by pulsed ultrasound. Lancet I: 1188–1194

Englmeier KH, Hötzinger H, Pöppl SJ (1985) Eine neue Methode zur individuellen Isodosengestaltung beim Korpuskarzinom. 1. Arbeitstagung Gynäkologische Endosonographie, Hamburg 1985

Exalto N, Rolland R, Eskes TKAB, Vooijs GP (1983) Early pregnancy. PMS Boehringer, Ingelheim

Fry FJ (1978) Ultrasound: its applications in medicine and biology. Elsevier, Amsterdam Oxford New York

Hansmann M, Hackelöer BJ, Staudach A (1985) Ultraschalldiagnostik in Geburtshilfe und Gynäkologie. Springer, Berlin Heidelberg New York Tokyo

Hautmann M, Becker H, Hötzinger H (1987) Möglichkeiten der Hysterosonographie und Vaginosonographie bei der Diagnostik des Endometriumkarzinoms. Vortrag auf der 159. Tagung der Mittelrheinischen Gesellschaft für Geburtshilfe und Gynäkologie, Marburg/Lahn 24. 5. 1987

Hautmann M, Hötzinger H, Becker H (1985) Hysterosonography in Oncology, Vortrag auf dem Second World Congress on Hysteroscopy, Berlin (West) Sept. 21.–22. 1985

Hötzinger H, Becker H (1984) Intrauterine Ultraschalltomographie (IUT). RÖFO 140: 66–68

Hötzinger H (1984) Durch Intrauterinsonographie optimierte intrakavitäre Strahlentherapie bei Korpuskarzinomen. Strahlentherapie 160: 600–604

Hötzinger H, Becker H, Becker V (1984) Intrauterine Ultraschalltomographie (IUT): Vergleich mit makroskopischen Präparateschnitten. Geburtshilfe Frauenheilkd 44: 219–224

Holländer HJ (1972) Die Ultraschalldiagnostik in der Schwangerschaft. Urban & Schwarzenberg, München Berlin Wien

Jones HW (1975) Treatment of adenocarcinoma of the endometrium. Obstet Gynecol Surv 30: 147

Käser O (1986) Aktuelle Tendenzen in der Behandlung des Endometriumkarzinoms Stadium I und II. In Melchert F, Beck L, Hepp H, Knapstein PG, Kreienberg R (Hrsg) Aktuelle Geburtshilfe und Gynäkologie. Springer, Berlin Heidelberg New York Tokyo

Kratochwil A (1969) Ein neues vaginales Ultraschall-Schnittbildverfahren. Geburtshilfe Frauenheilkd 29: 379–385

Lucas M, Mullarkey M, Abdulla U (1972) Study of chromosomes in the newborn after ultrasonic fetal heart monitoring in labour. Br Med J 3: 795–796

Ludwig GD, Struthers EW (1950) Detecting gallstones with ultrasonic echoes. Electronics 23: 172

Lutz H, Rösch W (1976) Transgastroscopic ultrasonography. Endoscopy 8: 203–205

Meier H (1982) Ultraschall in der Chirurgie. Perimed, Erlangen

Micsky LJ von (1966) Transvesikal pelveosonography – a new theoretical and experimental approach to the investigation of gynecological cancer. Obstet Gynecol 27: 597–598

Ng AB, Reagan JW (1970) Incidence and prognosis of endometrial carcinoma by histologic grade and extent. Obstet Gynecol 35: 437

Pfersmann C, Deutinger J, Bernaschek G (1986) Die Zervixlänge gegen Ende der Schwangerschaft – eine sonographische Studie. Geburtshilfe Frauenheilkd 46: 213–214

Rempen A (1987) Vaginale Sonographie der intakten Gravidität im ersten Trimenon. Geburtshilfe Frauenheilkd 47: 477–482

Schneider ML (1987) Vorsorge und Diagnostik des Endometriumkarzinoms unter besonderer Berücksichtigung der Morphologie. 98. Tagung der Nordwestdeutschen Gesellschaft für Gynäkologie und Geburtshilfe, Berlin 1

Schurz B, Eppel W, Huber JC, Reinold E (1988) Vaginosonographische Darstellung des Endometriums postklimakterischer Frauen. Ultraschall 9: 37–40

Strohm WD, Phillip J, Hagenmüller F, Classen M (1980) Ultrasonic tomography by means of an ultrasonic fiberendoscope. Endoscopy 12: 241–244

Wild JJ, Reid JM (1957) Progress in the techniques of soft tissue examination by 15 Mc pulsed ultrasound. In: Kelly E (ed) Ultrasound in Biology and Medicine. American Institute of Biological Sciences, Washington DC, p 30

Zander J, Baltzer J (1986) Die Individualisierung der Behandlung gynäkologischer Krebse. In Melchert F, Beck L, Hepp H, Knapstein PG, Kreienberg R (Hrsg) Aktuelle Geburtshilfe und Gynäkologie. Springer, Berlin Heidelberg New York Tokyo

Zweifel HJ (1982) Technisch-physikalische Grundlagen der Ultraschalldiagnostik. In: Ultraschalldiagnostik 82, 3. Fortbildungskurs Ultraschalldiagnostik in der Geburtshilfe, St. Gallen 3./4. September 1982. Swiss Med 4